LE

MASSAGE VIBRATOIRE ET ÉLECTRIQUE

DES MUQUEUSES

SA TECHNIQUE

SES RÉSULTATS DANS LE TRAITEMENT DES MALADIES

DU NEZ, DE LA GORGE,

DES OREILLES ET DU LARYNX

PAR

LE Dʳ PAUL GARNAULT (DE PARIS)

Docteur en médecine, Docteur ès sciences naturelles (de la Sorbonne)
Professeur libre d'Otologie et de Laryngologie
Ancien chef des Travaux d'Anatomie et d'Histologie comparées
à la Faculté des Sciences de Bordeaux

Avec une préface du Dʳ Michael BRAUN

AVEC DIX FIGURES DANS LE TEXTE

PARIS

SOCIÉTE D'ÉDITIONS SCIENTIFIQUES

PLACE DE L'ÉCOLE-DE-MÉDECINE

4, RUE ANTOINE-DUBOIS, 4

1894

LE
MASSAGE VIBRATOIRE ET ÉLECTRIQUE
DES MUQUEUSES

SA TECHNIQUE

SES RÉSULTATS DANS LE TRAITEMENT DES MALADIES

DU NEZ, DE LA GORGE,

DES OREILLES ET DU LARYNX

LE
MASSAGE VIBRATOIRE ET ÉLECTRIQUE
DES MUQUEUSES

SA TECHNIQUE

SES RÉSULTATS DANS LE TRAITEMENT DES MALADIES

DU NEZ, DE LA GORGE,

DES OREILLES, ET DU LARYNX

PAR

LE Dr Paul GARNAULT (DE PARIS)

Docteur en médecine, Docteur ès-sciences naturelles (de la Sorbonne)
Professeur libre d'Otologie et de Laryngologie
Ancien chef des Travaux d'Anatomie et d'Histologie comparées
à la Faculté des Sciences de Bordeaux

AVEC UNE PRÉFACE DU Dr MICHAEL BRAUN

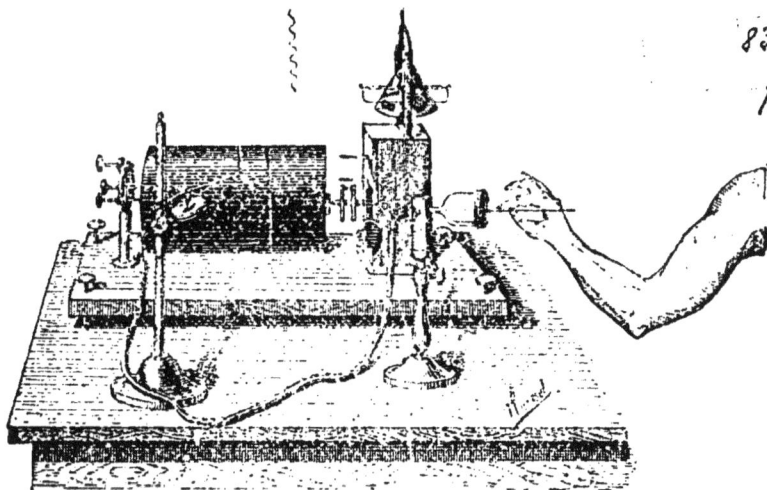

AVEC DIX FIGURES DANS LE TEXTE

PARIS
SOCIÉTÉ D'ÉDITIONS SCIENTIFIQUES
PLACE DE L'ÉCOLE DE MÉDECINE
4, RUE ANTOINE-DUBOIS, 4

1894

PRÉFACE

Pendant mon récent séjour à Paris, j'ai eu, à diverses reprises, l'occasion de faire, en présence de plusieurs confrères de notre spécialité, la démonstration sur des malades de la méthode du massage vibratoire que j'ai introduite dans la thérapeutique.

J'ai constaté que cette méthode était appliquée depuis long-temps à la clinique de mon confrère le D᷎ Garnault, non seulement d'une façon suivie, mais avec une rigoureuse exactitude. L'étude de la technique, dont la parfaite possession est nécessaire pour obtenir des résultats favorables, bien que difficile, ne présente pas de difficultés insurmontables ; avec du temps et de la patience, on peut s'en rendre maître. Il s'agit de produire à la surface de la muqueuse des voies respiratoires, de petits chocs très réguliers, au moyen d'une sonde de cuivre rouge, dont l'extrémité est enveloppée de ouate fortement enroulée. Ces petits chocs sont déterminés par la contraction de la musculature du bras ; les mouvements doivent se produire seulement dans l'articulation du coude; la main et les articulations de la main doivent rester complètement immobiles. On peut se rendre compte que les vibrations sont bien exécutées, en appliquant les extrémités des doigts sur une table où l'on a placé un verre plein d'eau, et en observant les ondulations qui se produisent à la surface du liquide. J'ai décrit cette méthode avec détails, dans ma communication au Congrès international de Berlin, il y a trois ans. Ce procédé doit être particulièrement recommandé pour faire disparaître la raideur de la musculature du bras ; et ce n'est que lorsqu'on aura déjà acquis une très sérieuse dextérité, que l'on pourra s'exercer à *vibrer*, avec des sondes de cuivre, les muqueuses du nez, de la cavité naso-pharyngienne, de la gorge, du larynx et de la trachée, dans toutes leurs parties accessibles, en combinant les vibrations à l'effleurage. On pourra imprégner la ouate des sondes, des médicaments que l'on jugera convenables, et l'on combinera ainsi les deux actions : *mécanique* et *médicamenteuse*.

Mes propres travaux et ceux qui ont été publiés par d'autres médecins, montrent avec une telle évidence les résultats surprenants obtenus par cette méthode, non seulement dans la guérison des affections catarrhales les plus variées, mais aussi de maladies réputées jusqu'ici inguérissables, telles que l'ozène, que je crois superflu d'insister ici sur ce point. Mais je désire attirer l'attention de nos confrères sur les brillants résultats que donne le massage vibratoire dans le traitement des névroses réflexes, et des inflammations aiguës de la muqueuse des voies respiratoires supérieures.

J'ai pu, jusqu'à ce jour, obtenir la guérison complète et définitive de quarante-deux cas d'asthme d'origine nasale et de soixante-dix-huit cas de névralgie du trijumeau. Dans ces deux sortes d'affections, je fais la première application du massage vibratoire sur la muqueuse nasale, avec une sonde imbibée d'une solution de cocaïne à 20 %, *pendant l'attique*, et je ne consens à instituer un traitement régulier, que lorsque j'ai vu se produire l'arrêt complet, ou tout au moins une sédation évidente des manifestations pathologiques, à la suite de cette première application. Dans ces affections, le *massage vibratoire* constitue, en même temps qu'une *médication active*, un excellent *moyen de diagnostic*.

Dans cent trois cas de catarrhe des trompes, j'ai pu, ou faire *disparaître complètement* les bourdonnements pénibles, ou tout au moins les *diminuer notablement*. Dans le coryza aigu, non seulement le massage vibratoire débarrasse le malade de plusieurs symptômes très désagréables, car il rend la respiration nasale plus facile, et diminue beaucoup la céphalalgie, mais encore il raccourcit notablement la durée de l'affection. Dans l'amygdalite aiguë, même pour les cas les plus graves, il amène une sédation très notable des douleurs des malades, leur permet de prendre de la nourriture ; et, lorsqu'il est pratiqué dès le début de la maladie, souvent il coupe l'accès, ou tout au moins en réduit notablement la durée. Je ne saurais, on le comprend, rentrer ici dans les détails d'une statistique étendue; je me bornerai à citer un cas caractéristique :

Le 15 avril 1892, je fus appelé, d'urgence, avec mon confrère le Dr Escher, chirurgien en chef de l'hôpital de Trieste, près de Mme G. C. Cette dame, âgée de quarante-six ans, était au lit ; elle présentait une dyspnée et une cyanose très accentuées, son pouls était très irrégulier, elle ne pouvait ni parler, ni avaler. On nous dit que la malade était très sujette au catar-rhe aigu du larynx, surtout à la suite des refroidissements ; cette attaque, plus forte qu'aucune des précédentes, était due à la même cause.

A l'examen laryngoscopique, on constatait un œdème très considérable des parties qui limitent l'*aditus laryngis*, à tel point que le diamètre de l'*aditus* n'était pas supérieur à celui d'un tuyau de plume. La trachéotomie ou le tubage immédiats étaient indiqués. Le Dr Escher me pria d'essayer d'abord l'application des vibrations sur les parties malades. Je les appliquai immédiatement, à cinq reprises différentes, se suivant toutes de très près. La malade put aussitôt respirer plus librement, la cyanose diminua et le pouls devint plus régulier ; elle fut tenue en observation constante. On lui fit des applications continues de glace ; dès que la dyspnée réapparaissait, on la vibrait immédiatement. Cela se passait le soir ; à minuit elle fut encore vibrée, avec le même résultat décisif. Le 16 et le 17, elle fut vibrée, chaque jour deux fois ; le 18 et le 19, une fois ; le gonflement avait disparu, à tel point, que la malade fut considérée comme guérie, et que son traitement fut suspendu.

Je ne m'arrêterai pas aux cas extrêmement nombreux de maladies catarrhales chroniques des voies respiratoires supé-rieures que j'ai traités avec succès, ni aux détails des soixante-deux cas d'ozène que j'ai complètement et définitivement guéris, et pour lesquels la durée du traitement n'a jamais dépassé deux cent cinquante séances. Je ne m'étendrai pas davantage sur la supériorité que cette méthode présente par rapport aux autres, telles que : cautérisations, insufflations, inhalations, douches, etc., etc. Tout médecin, tout homme même, capable de réflexion, s'en convaincra rapidement, après l'avoir vue appliquer correctement, même pendant peu de temps. Mais je ne puis m'empêcher d'exprimer ma surprise qu'une méthode, *si précise dans sa technique, si sûre dans ses résultats,* ne soit encore appliquée que par un nombre relativement restreint de spécialistes et que son emploi ne se soit pas généralisé. Ce sont justement ces maîtres, dont la mission est de vérifier par l'expérience la valeur des procédés nouveaux, de les propager ensuite par leur enseignement, lorsqu'ils le méritent, qui sont restés indifférents, à l'exception d'un professeur de l'Université de Vienne, bien connu par ses travaux théoriques, qui, à la suite d'applications insuffisantes, a cru pouvoir ravaler les résultats obtenus par les vibrations locales, au niveau de ceux que donne le vulgaire badigeonnage.

Parmi tous nos confrères en spécialité, qui sont venus travailler chez moi, ou qui m'ont demandé des conseils, ne se trouve pas un seul professeur des universités. Pas un, jusqu'à ce jour, n'a voulu prendre la peine de se renseigner sur les minutieux détails de la technique du massage vibratoire, ou de se faire, *par ses propres recherches,* une opinion personnelle sur les résultats qu'il peut donner. Lorsque le Professeur Koch, le grand et illustre maître, publia sa mémorable découverte, les médecins se transportèrent par centaines, pour étudier et voir de leurs propres yeux appliquer ce procédé, pourtant assez simple. Mais le massage vibratoire ne fait espérer aucun résultat grandiose et les affections catarrhales chroniques ne peuvent être placées sur le même rang que les affections tuberculeuses, bien qu'elles soient, elles aussi, capables d'attrister profondément la vie de ceux qui en sont atteints. N'existe-t-il pas en effet, une affection qui, jusqu'à ce jour, a été considérée comme inguérissable, dont les symptômes et les conséquences ne sont guère moins terribles que ceux de la phtisie, l'ozène, dont le tableau est aussi sombre, et qui peut être guérie d'une façon complète et définitive. Et cependant, à l'exception du maître dont j'ai parlé, pas un de ces illustres savants n'a daigné abandonner les hauteurs où il se cantonne, pour essayer de se convaincre de l'exactitude des résultats annoncés.

J'espère pourtant que cette remarquable publication de mon très distingué confrère le Dr Garnault qui, seul en France, jusqu'à présent, a fait une application méthodique du massage vibratoire, et qui a déjà fortement contribué, par ses écrits et ses travaux, au perfectionnement et à la diffusion de cette méthode, réussira à triompher de l'apathie des médecins, à intéresser le public à ce progrès scientifique, thérapeutique et humanitaire, à montrer combien il mérite d'être étudié et observé, et à en généraliser les applications.

MICHAEL BRAUN.

Trieste, le 10 octobre 1893.

AVANT·PROPOS

———

Un confrère me reprochait récemment, dans un article que je ne relèverai pas autrement, mon titre de docteur ès sciences. Loin de songer à m'en excuser, je me féliciterais plutôt d'avoir passé, avant d'aborder la pratique médicale, de nombreuses années dans un laboratoire d'une faculté des sciences. Je crois bien que c'est là, surtout, que j'ai appris, et j'en rends grâce à mes anciens maîtres, à critiquer sans passion, comme sans parti pris, les méthodes nouvelles, et à en essayer l'application, dès que leur emploi me paraissait logique. Le massage vibratoire m'avait séduit dès l'époque de la première communication du Dr Braun en 1890 ; et dès que j'en ai eu la possibilité, j'ai fait de ce procédé une étude continue, qui n'a pas été interrompue, pour ainsi dire, un seul jour, pendant ces deux dernières années.

Jusqu'à l'époque moderne, les médecins oubliant les saines traditions hippocratiques, affectaient le plus profond mépris pour toutes les interventions manuelles ou mécaniques et dédaignaient fort les chirurgiens ; ils réservaient toute leur admiration pour ceux-là seuls qui introduisaient dans l'organisme les substances les plus diverses, parfois les plus étranges, soit par suite de conceptions bizarres, soit pour obéir aux indications des maîtres anciens, soit, plus simplement, sans idées arrêtées, sans plan, sans méthode, suivant les aveugles impulsions d'un empirisme banal et discutaient ensuite sur les résultats obtenus et surtout sur ceux qui devaient se produire. Les chirurgiens qui, anciennement, étaient des barbiers, ont sensiblement monté en grade depuis ; mais, pendant long-temps, ils ont prétendu maintenir à leur tour, au-dessous d'eux, sur un dernier échelon, d'autres chirurgiens (si je m'en rapporte à l'étymologie, ce mot désigne les opérateurs qui traitent avec leurs mains, par opposition au médecin qui prétendait traiter uniquement avec des conceptions spirituelles), les masseurs, autrefois gens d'éducation simple et de position modeste, exerçant des interventions manuelles dont on ne s'abaissait même pas à discuter la valeur ou l'importance.

Jusque dans ces tout derniers temps, le massage est resté, en France, dans cette situation inférieure ; c'est surtout à M. le Dr Lucas-Championnière que revient le mérite, et il n'est pas petit, d'avoir réhabilité dans notre pays, ce procédé, hier encore si humble et qui donne dans le présent et promet dans l'avenir tant de résultats. Et déjà, sans parler des savants professeurs qui, comme Von Mosengeil, exercent et enseignent officiellement à l'étranger le massage, la France compte parmi ses médecins masseurs quelques hommes qui, sans avoir de situation officielle, n'en ont pas moins une très réelle valeur scientifique.

Dans certains pays, en Suède surtout, l'étude du massage avait depuis longtemps été systématisée ; il constitue une des branches de cette admirable gymnastique de Ling, qui fera plus pour la régénération de la race que tous les fonds de bocaux des officines. Ling a eu le très grand mérite de remettre en honneur, en la perfectionnant, la thérapeutique et l'hygiène cinétique, si employées par les Grecs et les Romains, et que leurs descendants avaient oubliées. En Suède, on consacre trois ans à l'étude du massage ; et des hommes tels que Norström et Kellgren, qui l'appliquent depuis tant d'années, nous apprennent qu'ils se perfectionnent encore chaque jour.

Le massage vibratoire externe, qui est un perfectionnement récent et qui, depuis un certain temps, est déjà appliqué en Suède d'une façon courante. s'est montré très supérieur au massage ordinaire, dans le traitement de certaines affections. Braun, ayant eu la bonne fortune de voir Kellgren pratiquer le massage vibratoire externe, conçut l'idée d'appliquer ce procédé au traitement des affections des muqueuses.

Lorsque je lus pour la première fois la communication de Braun, je fus frappé de la simplicité et de la logique de sa théorie ; et les résultats obtenus impressionnèrent fortement mon esprit. N'est il pas évident que le massage, et le massage vibratoire en particulier, agissant sur la peau, doivent, à *fortiori*, produire une action sur les muqueuses ; que l'application judicieuse des médicaments, impossible sur la peau, doit s'ajouter sur les muqueuses, et pour leur plus grand profit, à l'action propre des vibrations? J'ai pensé également que l'électricité pourrait être combinée au massage, et dès l'année dernière je proposais cette combinaison. Les résultats obtenus me montrèrent que cette idée était féconde et que la valeur thérapeutique du massage vibratoire des muqueuses était fortement accrue, surtout dans le traitement de certaines affections, par son union à l'électricité.

Lorsque, dans le cours de cet ouvrage, nous comparerons le massage vibratoire interne, aux méthodes encore employées dans le traitement des affections chroniques des muqueuses des voies respiratoires supérieures, nous ne pourrons nous expliquer comment elles peuvent lui être encore préférées; elles sont toutes passibles des plus graves reproches et quelques-unes, comme la douche nasale, constituent presque une injure au bon sens. Ainsi que le reconnaît lui-même le Professeur Chiari, qui a été jusqu'ici l'unique adversaire du massage vibratoire, ces procédés sont presque impuissants, et leurs résultats à peu près nuls, et j'ajouterai sans crainte d'être taxé d'exagération que ces méthodes sont souvent dangereuses, et que leur application est le plus souvent très douloureuse; les médecins n'ont donc plus le droit de priver volontairement leurs malades des bienfaits d'une méthode si supérieure, aussi bien dans la conception théorique qui lui sert de base, que dans ses résultats.

On a fait, d'abord, autour de la nouvelle méthode, la conspiration du silence, puis on a essayé de la raillerie, comme autrefois, d'ailleurs, pour le massage externe. Aujourd'hui, que la vérité est devenue évidente, on vient nous dire main-

tenant, que cette idée n'est pas nouvelle, que le massage de
Braun est identique aux simples frictions appliquées autrefois
sur le cou, par divers observateurs. Il serait plus simple et plus
loyal de se mettre, sans phrases, à l'étude longue et pénible
de la technique du massage vibratoire, pour faire profiter les
malades des avantages de cette méthode.

Certes, il est plus commode pour le médecin d'ordonner
simplement la douche nasale ou la pulvérisation; il est même
bien plus facile de porter dans la gorge et dans le nez le
galvano-cautère, en persuadant au malade que les résultats
qu'il obtiendra seront proportionnels aux souffrances qu'il
devra endurer; il est surtout plus avantageux d'ordonner en
abondance ces excitants dangereux, dont la coca est le plus
perfide, que de passer sept à huit heures, chaque jour, à
vibrer les malades, au prix de la plus grande fatigue. Mais le
médecin sera amplement récompensé de ses peines, par la
re onnaissance des patients et par le témoignage de sa conscience, qui lui ordonne impérieusement d'appliquer à ses
malades, quoi qu'il puisse lui en coûter de travail et de soins,
parfois de dangers, les procédés les meilleurs et les plus sûrs.

Ne compense-t-elle pas bien des heures de pénibles exercices, cette satisfaction de pouvoir dire à un malheureux
ozéneux qui traîne lamentablement une existence déplorable,
et emploie depuis dix, vingt ou trente ans toutes les méthodes
connues, sans obtenir le moindre résultat : « Au bout d'une
semaine de traitement, vous n'aurez plus d'odeur; et cette
odeur ne reviendra *jamais*, si vous subissez avec assiduité les
applications du massage vibratoire ; dans quatre mois, proba-

blement, dans six mois tout au plus, vous serez *complètement et définitivement guéri*. »

Actuellement, le triomphe de cette méthode est définitivement assuré ; des spécialistes distingués, les Drs Laker et Bogdan l'ont appliquée sur eux-mêmes avec le plus grand succès ; un maître éminent, le Professeur Luca, de Berlin, a été guéri par le massage vibratoire et proclame lui-même sa guérison ; et, du monde entier, les malades accourent demander au Dr Braun la guérison qu'ils n'espèrent plus avec les autres méthodes. Les travaux scientifiques se multiplient, et chacun d'eux apporte une constatation nouvelle de l'éclatante supériorité de la méthode.

Le massage vibratoire n'a pas la prétention d'être une panacée absolue de toutes les maladies de la muqueuse des voies respiratoires supérieures, et surtout de dispenser le spécialiste des qualités cliniques qu'il doit posséder, et tout traitement doit être précédé d'un diagnostic plus minutieux qu'avec les autres méthodes et que le massage lui-même facilite. Mais il permet cependant d'éviter de nombreuses opérations et une grande somme de douleurs inutiles, et de *garantir la guérison* dans bien des cas où, avec les anciennes méthodes, on ne peut même pas promettre une amélioration. Le massage vibratoire interne ne supprime pas les difficultés du traitement ; loin de là, il exige du spécialiste une grande dextérité, des exercices préalables, longs et fastidieux et un travail quotidien des plus pénibles. Mais les résultats, et c'est là ce qui doit nous préoccuper avant tout, sont tels, qu'on doit le considérer comme représentant une véritable rénovation thérapeutique dans le traitement des maladies chroniques des muqueuses des voies respiratoires supérieures.

Je remercie M. le D' Braun de sa savante et bienveillante préface, je le remercie surtout d'avoir bien voulu faire le voyage de Paris, pour m'initier aux plus minutieux détails de sa technique ; je remercie mon savant confrère le D' Laker, docent à l'Université de Graz, de son précieux concours ; et enfin, je remercie M. Gaiffe des soins et de l'ingéniosité qu'il a apportés à construire un vibrateur électrique répondant entièrement aux exigences que je lui avais indiquées.

D' Paul GARNAULT.

Paris, le 31 octobre 1893.

CHAPITRE I.

LE MASSAGE VIBRATOIRE ET ÉLECTRIQUE DES MUQUEUSES.

SA TECHNIQUE

La médecine vibratoire a pris dans ces cinq dernières années, un développement considérable et de vastes horizons s'ouvrent encore devant elle, au fur et à mesure que se perfectionnent ses méthodes d'application et que s'étendent ses indications. Vigouroux, Boudet (de Paris), Mortimer-Granville ont appliqué, il y a de longues années déjà, des corps en vibration, des diapasons, sur des parties du corps où se manifestaient des névralgies, sur le crâne, dans le traitement de la migraine, et ont obtenu des résultats encourageants. On a pensé que ces résultats étaient produits par un véritable massage vibratoire des terminaisons nerveuses, pouvant déterminer sur les cellules centrales des actions d'inhibition; que ce massage pouvait modifier en même temps l'état de nutrition et de sensibilité dans lequel se trouvent les terminaisons nerveuses elles-mêmes et les tissus qui les entourent, et probablement aussi les filets nerveux.

Plus récemment encore, la médecine vibratoire a été appliquée par Charcot et ses élèves, sous la forme de fauteuils à trépidation, dans le traitement de la maladie de Parkinson et de casques vibrants, dans celui de la neurasthénie.

Le massage vibratoire externe et le massage vibratoire des muqueuses se sont développés absolument indépendamment de ces essais et de ces théories (et je n'ai voulu, dans les quelques lignes qui précèdent, que signaler les analogies qui les relient); ils sont entièrement l'œuvre de deux hommes, de Kellgren et de Braun; et ces méthodes sont arrivées, entre leurs mains, à une perfection de technique et surtout à une sûreté thérapeutique, laissant bien loin en arrière ces autres applications de la médecine vibratoire, que nous n'avons cependant pas cru devoir passer sous silence.

Arvid Kellgren, dans un article (1) puis dans un livre de grande valeur (2), publié en allemand d'abord, en anglais ensuite et qui m'a paru, malgré son importance, ignoré de la plupart des masseurs français, a décrit une méthode de massage vibratoire externe, exécuté avec les mains, qui a été imaginée par son frère Henri Kellgren et leur a donné de très remarquables résultats. Braun, qui appliquait déjà un massage simple dans le nez, depuis plusieurs années, au moyen de sondes revêtues de ouate et imprégnées de médicaments, s'est inspiré de la méthode de Kellgren et a combiné la vibration au massage interne des muqueuses (3).

Quant à moi, j'ai proposé d'ajouter à ce massage vibratoire l'action de l'électricité sous ses diverses formes (21) combinaison qui peut être très avantageuse, dans la plupart des cas.

Kellgren (2) emploie cette forme de massage pour calmer les névralgies, en massant le territoire innervé par le nerf douloureux ; dans les inflammations aiguës ou chroniques, superficielles ou même profondes, etc. Dans la tachycardie, on peut, par le massage vibratoire de la paroi thoracique précordiale, déterminer le ralentissement des mouvements du cœur avec une rapidité et une sûreté merveilleuses.

Par la méthode des vibrations externes, Kellgren a obtenu de brillants résultats dans les affections aiguës du larynx, les paralysies laryngées consécutives à la diphtérie, les inflammations des amygdales, les engorgements glandulaires, etc.

Kellgren est arrivé aux conclusions suivantes, sur le mode d'action et les effets de sa méthode. Nous les reproduisons in extenso, car nous ne voyons, en aucune façon, la raison pour laquelle elles ne s'appliqueraient pas exactement à notre massage vibratoire interne, et nous demandons expressément, dès maintenant, à M. le Professeur

Chiari, qui a toujours éludé ces embarrassantes questions : 1° S'il pense que ces conclusions sont vraies ; 2° dans quelle mesure elles peuvent, à son avis, s'appliquer au massage vibratoire interne. Il ne s'agit pas ici d'action médicamenteuse, Kellgren masse à sec. Ces actions sont-elles réelles ou imaginaires pour M. Chiari, et pour quelle raison théorique, ce qui est vrai pour le massage vibratoire externe de la peau, ne l'est-il plus pour le massage vibratoire interne des muqueuses ? D'ailleurs, la récente communication de Freudenthal (38), qui a massé des centaines de malades, sans jamais employer aucun médicament, constitue la réponse la plus topique qui puisse être faite aux objections du Professeur Chiari.

Voici les conclusions de Kellgren, qui s'appliquent intégralement à notre procédé.

Le massage vibratoire : 1° augmente l'énergie nerveuse ; 2° diminue la douleur, les névralgies, les migraines, etc. ; 3° il fait contracter les petits vaisseaux ; 4° il excite la contraction musculaire ; 5° il augmente la sécrétion glandulaire ; 6° il abaisse la température.

Cette action est bien marquée dans la fièvre et les états fébriles ; et il ajoute : la durée des cours de massage à Stockholm est de trois ans, mais il faut de nombreuses années d'exercice régulier pour devenir bien maître de la méthode du massage vibratoire.

Le souci de la technique et de sa parfaite exécution, doit tenir la première place dans l'esprit du médecin qui veut exécuter le massage vibratoire interne, aussi bien, d'ailleurs, que le massage vibratoire externe. Cela peut paraître une exagération, de dire qu'il faut être particulièrement doué pour arriver à appliquer ce massage ; cependant, il est certain que beaucoup de gens sont incapables, par exemple, de devenir de bons opérateurs, que beaucoup sont maladroits ; que, d'autre part, le nombre des gens susceptibles d'observer est infiniment plus rare qu'on ne l'admet généralement, et que tout le monde n'est pas opiniâtre et tenace. Celui qui ne sera, en même temps, observateur, adroit de ses mains, et tenace, ne réussira jamais à appliquer d'une façon parfaite le massage vibratoire. Je pense qu'en général, tout le monde pourra arriver, sinon à l'extrême habileté, telle que la possède, par exemple, le Dr Braun, au moins à une dextérité suffisante, en suivant les préceptes techniques que je vais m'efforcer de tracer. En effet, ainsi que Braun l'a constaté, *de visu*, et veut bien le dire dans sa préface, j'ai pu arriver, seul, uniquement guidé par les écrits et les conseils de Braun et de Laker, à exécuter les vibrations d'une façon absolument correcte ; il me manquait certains procédés manipulatoires que j'ai appris sous la direction de Braun, en quelques jours. Ce que j'ai fait, les autres peuvent le faire évidemment. Les conditions dans lesquelles j'ai appris la technique du massage vibratoire, se rapprochant de celles où se trouvent la plupart de mes lecteurs, j'espère, par une description minutieuse, leur éviter beaucoup des difficultés que j'ai rencontrées et péniblement surmontées ; d'ailleurs, je serai toujours à leur disposition, à ma clinique, pour faire les démonstrations qu'ils voudront bien me demander.

Il se produira, pour le massage vibratoire, ce qui se produit dans tous les arts où l'habileté manuelle entre en combinaison avec les qualités de l'esprit ; il y aura de bons et de mauvais masseurs, comme il y a de bons et de mauvais opérateurs. Jamais, par des descriptions ou des démonstrations, on n'apprendra à un médecin mal doué à enlever brillamment un polype du larynx.

Une très longue pratique est nécessaire pour arriver à une dextérité, même moyenne ; aussi, est-il absolument imprudent d'appliquer le massage vibratoire interne avant trois mois d'exercices très sérieux et *journaliers*. Il ne faut pas espérer être maître de la méthode avant un an à un an et demi, au minimum, d'exercices journaliers ; et même, au bout de ce temps, il ne faut jamais rester un seul jour sans vibrer. En s'astreignant à ces prescriptions, on se rendra compte que, non seulement on entretient ainsi la légèreté et la dextérité de la main, mais que l'on fait chaque jour de nouveaux progrès. Si, pour une raison ou une autre, on n'a pas de malades, tous les jours, à vibrer, il faut cependant exécuter les exercices vibratoires que nous recommandons plus loin. Tout ce que nous venons de dire s'applique également au massage vibratoire externe.

Pour vibrer, le médecin doit se placer en face de son malade, dans la position ordinaire de l'examen du nez ou de la gorge ; il doit, cela est entendu, posséder une connaissance parfaite du plan topographique général des organes ; et, pour le nez surtout, dont la configuration interne est si variable, il doit connaître, d'une manière complète, celui de son sujet. Le débutant vibrera le nez, sous l'œil, avec l'aide du spéculum ; mais, dans ces conditions, on vibre moins facilement ; il vaut mieux, lorsque c'est possible, que l'opérateur n'ait pas à s'occuper de maintenir un autre instrument, et surtout, en abandonnant le spéculum, il fatiguera beaucoup moins le malade ; mais il faut savoir bien où l'on va et être sûr de sa main. Autrefois, Laker et moi, avons recommandé l'emploi du spéculum pendant la vibration ; actuellement, l'un comme l'autre, nous nous sommes pleinement ralliés à la manière de procéder de Braun ; mais alors même qu'il s'agit d'un organe avec lequel on est très familier, il est bon de faire précéder les vibrations d'un minutieux examen au spéculum. Sur un malade qui sait bien se montrer, on peut vibrer la *pars oralis* et la *pars nasalis* du pharynx, sans le secours d'aucun instrument ; si cela est nécessaire, on déprimera la langue, en se servant du doigt plutôt que de l'abaisse-langue. Pour vibrer le larynx, on introduira la sonde sous le miroir.

Ces préceptes généraux étant donnés, prenons le cas le plus simple. S'agit-il de vibrer une surface perpendiculaire à l'axe de la sonde, les vibrations doivent être axiales ou longitudinales et consistent en un tapotement d'une rapidité et d'une régularité extrêmes. Lorsqu'on vibre un nez, dans lequel la muqueuse hypertrophiée fait obstacle à la pénétration de la sonde, lorsque, dans le méat moyen, on vibre les bords de l'*aditus ad antrum*, on combine les vibrations axiales à des vibrations transversales, ces deux sortes de vibrations pouvant être produites en même temps. De plus, la sonde peut être simultanément animée de mouvements plus amples, d'avant en arrière ou de haut en bas, permettant de porter les vibrations sur tous les points de la muqueuse nasale ; ce qui constitue une combinaison de l'effleurage aux vibrations.

Le bras du masseur doit être dans la demi-flexion ; la sonde doit être tenue exactement à la manière d'une plume à écrire, entre les trois premiers doigts de la main légèrement repliés (fig. I et VII) ; les deux derniers doigts doivent être un peu écartés, l'avant-bras doit être en demi-pronation. Le bras doit être solidement appuyé sur l'épaule, par la tonicité active des muscles de cette région. Tout le membre et particulièrement le poignet et les doigts, doivent cependant rester souples ; cette dernière condition est absolument essentielle, autrement les vibrations seront mauvaises et même dangereuses. La sonde ne doit pas être serrée entre les doigts, elle doit être tenue de la même façon qu'on tient un fleuret, sans la serrer. On peut même, lorsqu'on est très exercé, exécuter les vibrations avec la sonde complètement libre et reposant seulement sur le pouce. Le poignet et les doigts sont donc, dans cette forme du massage, absolument inactifs; ils doivent être seulement dans un état de tension suffisant pour transmettre les vibrations engendrées dans le bras par la contraction alternative et rapide des extenseurs et des fléchisseurs, mais excluant toute roideur. Le biceps et le brachial antérieur, d'une part, le triceps, de l'autre, sont les principaux agents actifs de ces mouvements qui se passent entièrement dans l'articulation du coude; le long supinateur, qui est un muscle fléchisseur très actif, joue également un rôle important. Il m'a paru que le bras étant solidement fixé en pronation, les radiaux agissaient également comme fléchisseurs actifs. En tout cas, pendant la vibration, il se forme dans la région externe de l'avant-bras une saillie très marquée. Dans la figure I, j'ai fait représenter, en position, le bras d'un opérateur très exercé à pratiquer le massage vibratoire. Les muscles de l'épaule sont à l'état de tension ; mais pendant la vibration axiale, il ne se produit pas de contractions véritables et alternatives dans les divers groupes antagonistes des muscles de cette région.

L'appareil enregistreur de Marey permet de se rendre un compte très exact de la qualité des vibrations, c'est-à-dire de leur fréquence et de leur régularité. Laker en a fait par cette méthode une étude fort précise, que j'ai reprise entièrement, excepté en ce qui concerne les vibrations laryngées, parce que je n'ai pu me procurer les instruments nécessaires. Pour tout le reste, je ne puis que confirmer absolument les résultats de mon devancier et j'emprunte à son travail, les graphiques ci-joints, identiques à ceux que j'ai obtenus [1].

En outre du cylindre et du tambour polygraphe que tout le monde connaît, l'instrument servant à inscrire les vibrations se compose d'un simple entonnoir de verre, dont les bords sont retour-

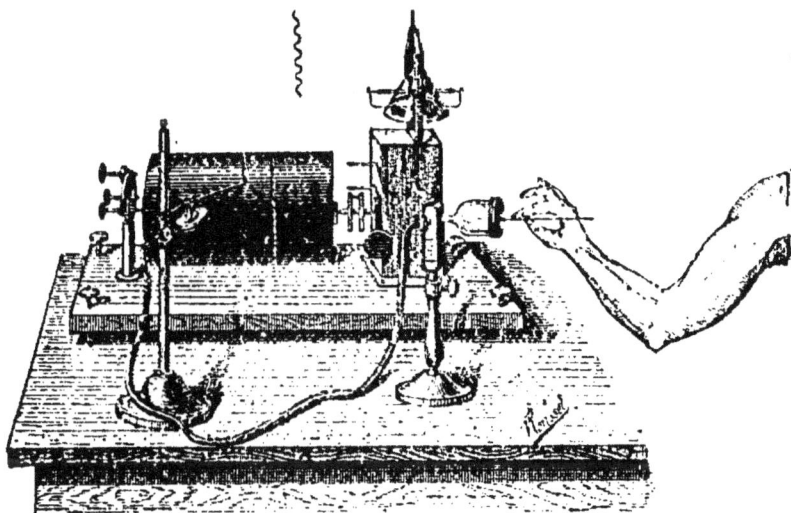

Fig 1 — Appareil enregistreur de Marey. Au tambour polygraphe, est relié par un tube de caoutchouc un entonnoir recouvert d'une membrane, sur laquelle un bras tenant une sonde applique les vibrations. On voit deux tracés sur le cylindre ; un autre tracé agrandi est représenté au-dessus du cylindre.

nés, ce qui permet de fixer sur l'orifice une lame de caoutchouc ou de baudruche, qui doit être assez fortement tendue, pour rappeler les conditions de résistance des muqueuses que l'on vibre d'ordinaire (fig. I). Cet entonnoir est relié au tambour polygraphe par

[1] Dans le livre de Laker (13), intéressant par toutes ses parties, l'analyse des vibrations a été étudiée d'une façon vraiment remarquable et tout à fait complète.

un tube de caoutchouc. On applique les vibrations sur cette membrane, comme on le ferait sur la muqueuse; le levier fixé au tambour les inscrit sur le cylindre de Foucault, animé d'un mouvement
giratoire plus ou moins rapide.

Le contrôle de l'enregistreur est absolument nécessaire pour le
médecin qui veut faire du massage vibratoire ; il pourra, avec l'aide
de cet instrument, s'initier seul au massage et vérifier plus tard,
de temps en temps, la façon dont il l'exécute. Il ne faudra pas
cependant négliger les autres exercices dont nous parlerons
plus loin. Mais, à mon avis, on ne saurait se passer de l'enregistreur [1].

Les figures II et III représentent le graphique de vibrations exécutées correctement. La première figure est recueillie sur un cylindre
animé d'un mouvement lent, la seconde sur un cylindre animé d'un
mouvement plus rapide. Chacune des vibrations représentées dans
la figure II, dure en moyenne 0,083 seconde, ce qui donne 12,01
par seconde, ou 722,4 par minute. La figure III représente des vibrations très régulières durant en moyenne 0,087 seconde, soit 11,49
par seconde et 690 par minute. Pour calculer la durée des vibrations,
il est plus exact de se servir du diapason mû par un électro-aimant,
comme on le fait dans tous les laboratoires; c'est ainsi qu'a procédé Laker, et au-dessous de ses tracés de vibrations manuelles, la
mesure des temps est indiquée par le tracé des vibrations d'un
diapason. Mais il est plus pratique, lorsqu'on n'a pas cet instrument
délicat, de faire le calcul direct de la durée des vibrations; il suffit,
pour avoir les éléments de ce calcul, de connaître le nombre de
tours que fait le cylindre par minute, et de compter les vibrations

[1] J'adresse ici tous mes remerciements à M. le professeur Rouget, du
Muséum, qui a bien voulu mettre à ma disposition un appareil enregistreur, cela pendant tout le temps qui m'a été nécessaire, et à MM. les
professeurs Gréhant, du Muséum, et François Franck, du Collège de
France, qui m'ont ouvert avec tant de bienveillance et de libéralité
leurs laboratoires.

sur un tour entier, ou une fraction de tour mesurée exactement.
Les nombres que nous venons de citer peuvent étonner au premier

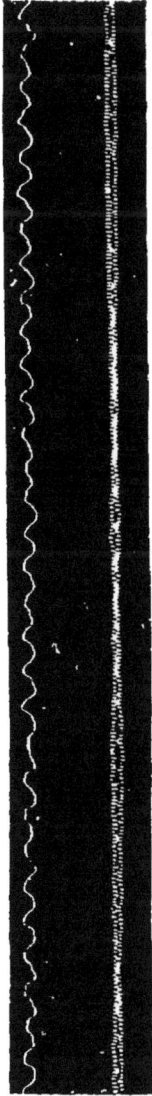

Fig. II. — Graphique de vibrations correctement exécutées, inscrites sur un cylindre enregistreur à marche lente. Emprunté à Laker.

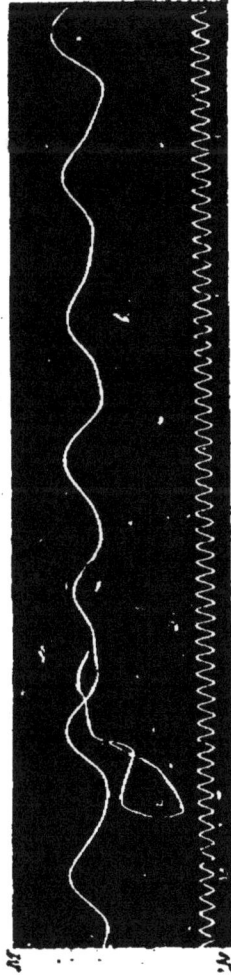

Fig. III. — Graphique de vibrations correctement exécutées, inscrites sur un cylindre enregistreur à marche rapide. Emprunté à Laker.

abord. Cependant, on peut facilement les atteindre, mais il est inutile
de les dépasser. On peut bien arriver à produire des vibrations sur

le pied de douze ou quinze cents par minute, mais il ne paraît pas
que ces vibrations rapides aient une valeur thérapeutique supérieure
si ce n'est, peut-être, dans le traitement des névroses réflexes. Dans
tous les cas, on ne peut arriver à les produire, sans que les muscles
de tout le membre et de l'épaule soient entraînés en une contraction
tétanique ; et dans ces conditions, apparaît nécessairement la raideur du bras, la dureté et l'irrégularité des vibrations, défauts qui
doivent être absolument proscrits et qu'un masseur exercé peut facilement éviter, jusqu'aux environs de 800 vibrations par seconde.
Comme moyenne pratique, nous indiquerons le chiffre de 350 à 400
vibrations par minute, 6 ou 7 par seconde, un peu supérieur à celui
que recommande Braun.

Les figures IV et V montrent des vibrations ou plutôt des tentatives de vibrations faites par une main non exercée. Il est impossible
de reconnaître nettement dans ces graphiques les vibrations, et un
pareil massage équivaudrait à un badigeonnage, c'est-à-dire qu'il
serait aussi inoffensif que peu efficace, si le débutant ne se vengeait
de son impuissance à exécuter les vibrations régulières, impuissance dont il a une conscience plus ou moins nette, en les rempla-
çant par quelques chocs violents et intermittents qui font tressauter
le malade, déchirent la muqueuse, produisent une hémorragie, ou
tout au moins une sensation très douloureuse, sur le moment même,
et un violent mal de tête à la suite de l'application. Au début, l'opérateur est peut-être plus timide ; mais bientôt, au bout d'un mois
ou deux, alors qu'il croit, bien à tort, être maître de la méthode, il
frappe avec énergie, perfore la muqueuse, sans timidité comme sans
remords, et va même parfois jusqu'à briser les cornets. Le massage
devient, entre les mains de ce médecin dangereux, une méthode
aussi redoutable que l'ont été le galvano-cautère et les caustiques
dans ces dernières années, entre les mains de nombreux médecins
et même de spécialistes.

Sur toutes les surfaces parallèles ou obliques, par rapport à l'axe
de la sonde, on doit faire des vibrations transversales ; le bras, le
poignet, la main et les doigts restent complètement étrangers à leur
production. Les vibrations transversales sont engendrées par les

contractions des muscles adducteurs et abducteurs de l'épaule, auxquelles peuvent s'ajouter les contractions alternatives des muscles

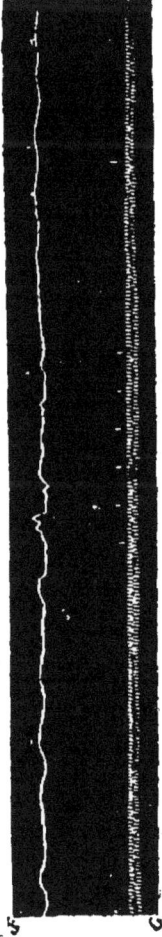

FIG. IV. — Graphique de vibrations ou plutôt de tentatives de vibrations exécutées par une main inexpérimentée. Emprunté à Laker.

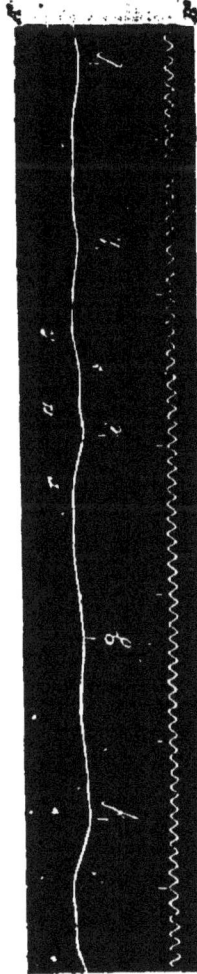

FIG. V. — Graphique de vibrations exécutées par une main inexpérimentée. Emprunté à Laker.

fléchisseurs et extenseurs du bras, pour produire les vibrations axiales. Il faut un long exercice pour arriver à combiner convenablement ces deux sortes de vibrations, que l'on peut cependant exécuter simultanément, et pour éviter la raideur.

Braun, dans sa communication de 1890 (3), expose la technique de sa méthode de la même façon que Kellgren, et citant ce dernier, il dit : « Dans aucun cas il ne doit y avoir de contraction continue des muscles de l'épaule, du bras et de la main, autrement ces mouvements deviennent durs, etc. » Laker dit, au contraire, « que les mouvements vibratoires sont produits par la contraction tétanique de l'extrémité supérieure droite ». Kellgren a tout à fait raison, c'est ainsi que son massage vibratoire externe doit être pratiqué ; et bien que le médecin exécutant les vibrations internes à l'aide de la sonde n'ait pas besoin de la perfection technique spéciale à celui qui exerce le massage vibratoire externe, les deux exercices recommandés par Kellgren (2), celui du verre et de la table et la vibration à travers les muscles de la cuisse, doivent être journellement exécutés, lorsqu'on est encore à la période de l'apprentissage, avant de commencer à traiter des malades et même ensuite, quelque ancienne que soit l'expérience. Mais Kellgren n'a besoin que de vibrations axiales, aussi n'a-t-il pas à faire contracter les muscles de l'épaule, qui engendrent, par leur contraction comme nous l'avons vu, les vibrations transversales.

Laker parle de contraction tétanique, et Braun, au contraire, avec Kellgren, dit que la contraction ne doit pas être continue. Braun fait 2 à 300 vibrations par minute, soit 4 ou 5 vibrations par seconde ; et lorsqu'on produit ce nombre de vibrations, et même pour un nombre supérieur (6 ou 7 que nous proposons), ou même encore un peu plus élevé, tel que le propose Laker, on ne peut dire que la contraction est continue, que dans un certain sens, puisque, entre deux contractions des fléchisseurs, prend place une contraction des extenseurs. Lorsque les contractions se suivent avec une extrême rapidité, 1,800 à 2,000 par minute, ou bien chez un masseur inexpérimenté, la tension des muscles antagonistes dans l'intervalle des contractions actives, devient si forte, qu'elle engendre la raideur, qui ne doit jamais exister, pour le nombre de mouvements que nous avons proposé et même pour un nombre de contractions sensiblement supérieur; cette raideur entraîne, de plus, la contraction synergique nuisible de certains groupes musculaires qui ne doivent pas entrer en jeu. L'augmentation inutile de la tension, rend ce mauvais massage très fatigant pour l'opérateur. Laker a peut-être eu tort d'employer le terme « contractions tétaniques » ; dans son esprit, ce terme voulait dire évidemment contraction rapide, sans retour au relâchement, ou, pour mieux dire, à la tension d'équilibre entre les fléchisseurs et les extenseurs ; tandis que, plus exactement, le terme tétanos signifie, peut-être, contraction assez rapide pour engendrer la rigidité, ce que n'a jamais voulu dire Laker.

Je demande pardon au lecteur d'entrer dans ces détails, mais la nature des objections qui nous sont faites, nous y oblige. De la part du Professeur Chiari, nous devions attendre une critique sinon bienveillante au moins plus large. Se basant, en effet, sur l'apparente contradiction existant entre Braun et Laker et l'impropriété du terme employé par Laker, il dit : « Cependant, aucune contraction musculaire ne peut guère être plus continue qu'une contraction tétanique. » Il continue par cette affirmation surprenante : « Dans tous les cas, étant donné ce manque de précision dans la conception et l'interprétation des mouvements vibratoires, MM. Braun et Laker *n'ont pas le droit de leur attribuer des effets aussi spéciaux* ; car ils ne s'agit, en somme, que d'ébranlements rapides de la muqueuse, que l'on obtient aussi par des badigeonnages avec des mouvements de va-et-vient. »

Ainsi, s'appuyant sur des contradictions résidant uniquement dans les mots, Chiari ne voit pas que Braun et Laker massent exactement de la même manière, qu'ils produiraient les mêmes graphiques, avec cette seule différence, que Laker emploie des vibrations un peu plus rapides ; et il leur refuse, pour cela, le droit d'attribuer des effets spéciaux à ces mouvements vibratoires tout à fait spéciaux, qui ne peuvent, en aucune façon, être comparés aux manipulations que l'on exécute dans le badigeonnage ; pour lui, vibrations et badigeonnages sont des choses égales. D'après cette conception étonnante, dans le massage externe, effleurage, tapotement, vibration, tout cela deviendrait équivalent. De cette manière de raisonner nous conclurons, avec la plus absolue conviction, que jamais Chiari ne s'est sérieusement exercé à se rendre maître de la méthode du massage vibratoire avant de l'exécuter sur des malades ; puisqu'il conteste aux vibrations toute réalité objective en tant que méthode, qu'il n'a jamais appliqué autre chose qu'un badigeonnage un peu plus énergique que d'habitude et que, par conséquent, il ne pouvait obtenir d'autres résultats que ceux que lui donne, d'ordinaire, son procédé familier et favori. D'une façon générale, les argument négatifs ne valent rien contre les arguments positifs basés sur des faits bien observés. Les observations négatives de Chiari perdent le peu de valeur relative qui leur restait, devant ce fait déjà évident dont nous convaincra encore l'examen du travail de son élève, le Dr Pierce, *c'est que personne n'a jamais, à la clinique de Chiari, appliqué ni cherché à appliquer rigoureusement le massage vibratoire.*

Dans le nez, la position et la direction de la sonde doivent varier beaucoup, pour que tous les points accessibles de la muqueuse nasale puissent être atteints ; le bras et la main doivent donc se déplacer. Ces mouvements doivent se passer dans l'épaule et dans le bras. Il faut bien surveiller ces mouvements, car, à leur occasion, on pourrait facilement faire des mouvements de flexion du poignet, ce qui engendrerait de la roideur et rendrait les vibrations tout à fait mauvaises ; le masseur doit veiller à ce que son poignet reste toujours immobile, mais non rigide.

A propos de chaque affection, nous rentrerons dans des indications spéciales sur le mode particulier d'application du massage. Nous ne donnerons ici que quelques conseils d'ordre général.

Nous recommanderons de masser, assis en face du malade ; on ne devra masser le nez, debout et placé en face ou sur le côté du malade, ainsi que le recommande Laker, que momentanément, lorsqu'on sera très fatigué et seulement après une pratique déjà très longue du massage vibratoire. La manière de masser le nez sera extrêmement différente, suivant que l'on aura affaire à un nez élargi et peu sensible, dont la muqueuse manque de vitalité, comme dans la rhinite atrophique fétide, ou à un nez dans lequel la muqueuse gonflée, hypertrophiée ou hyperplasiée, douée d'une sensibilité exagéréo, peut être considérée comme le point do départ et la cause des réflexes pénibles, des névralgies et des migraines opiniâtres, de

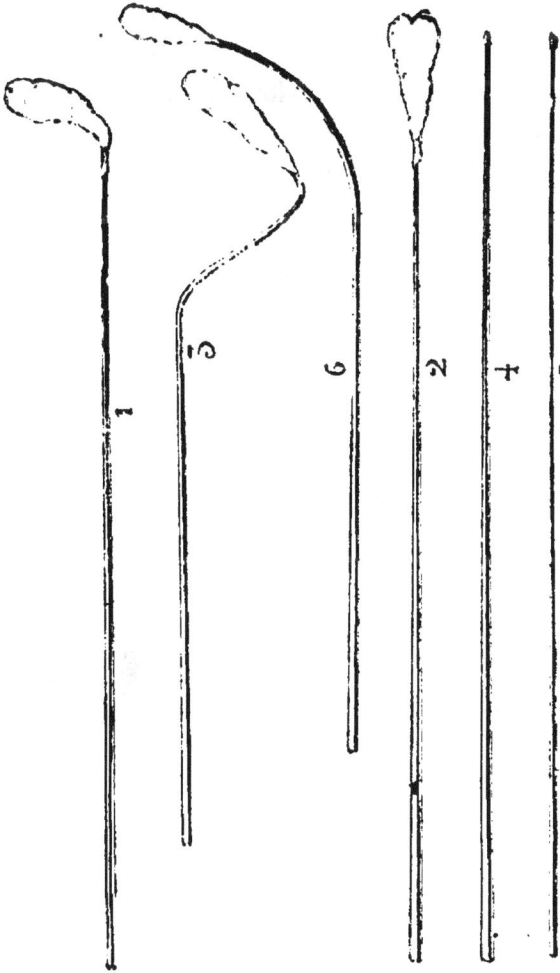

Fig. VI. — 1. Sonde légèrement courbée servant à masser la partie buccale du pharynx. 2. Sonde droite pour le même usage. 3. Sonde doublement et fortement courbée pour le massage de la partie nasale du pharynx. 4 et 5. Sondes de cuivre rouge, représentant les deux diamètres extrêmes. 6. Sonde à grande courbure pour le larynx.

Toutes ces sondes sont exactement représentées, mais elles sont réduites de moitié, en longueur et en diamètre.

l'asthme dont souffrent les malades. Dans le premier cas, le massage peut être beaucoup plus énergique, les vibrations beaucoup moins fines et les sondes peuvent rester plus longtemps dans le nez. Le

3

changement fréquent des sondes est commandé ici par le souci de
l'antisepsie et de la propreté du nez. Dans le second cas, le massage
doit être fait avec une légèreté et une dextérité extrêmes ; il faut
commencer à vibrer avant de rentrer dans le nez, c'est le seul moyen
d'éviter toujours, surtout au début, de faire du pinceautage banal, au
lieu de vibrations, et cette tendance est si forte qu'elle se manifeste
encore après des années d'exercice. Puis, par un massage rapide, on
applique directement le tampon vibrant sur le point choisi, et l'on se
retire avec la même rapidité qu'on est rentré. Il ne faut pas perdre
de vue les yeux du malade ; c'est la façon dont il supporte l'application, qui doit guider l'opérateur ; mais le temps de cette application
ne peut dépasser un très petit nombre de secondes. Les tampons

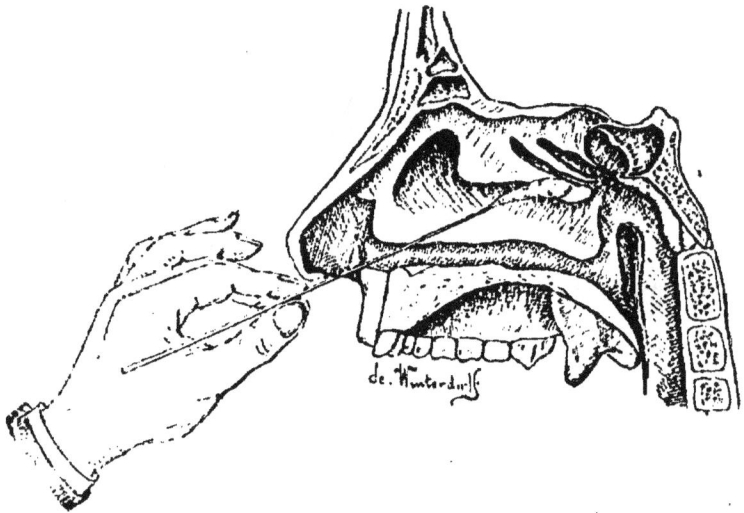

Fig. VII. — Coupe sagittale du nez ; la sonde vibrante est en contact avec le
cornet moyen.

des sondes sont imprégnés, dans ces cas, d'une solution forte de
cocaïne ; l'action de ce médicament décongestionne la muqueuse
et, en raison de son action analgésiante, permet aux malades trop
sensibles de bien supporter, dès les premières séances, le massage
qui, si bien exécuté qu'il puisse être, leur produirait une impression
désagréable. On profite de l'élargissement du nez pour masser ensuite

un point plus éloigné, en procédant toujours de la même manière, massant au passage les parties déjà touchées, et en combinant l'effleurage et les vibrations transversales ; mais jamais il ne faut essayer de forcer un passage rétréci. Jamais on ne doit pénétrer que dans ceux qui sont librement ouverts, et on adaptera soigneusement le calibre du tampon à celui des cavités nasales. Dans tous les cas où il n'existe pas de véritables obstacles pour la pénétration, on arrivera facilement au pharynx, dont on massera la paroi postérieure par des vibrations axiales. En procédant ainsi, nous ne déchirerons jamais les muqueuses, nous ne briserons pas les cornets, nous ne produirons pas d'angines lacunaires ; si le malade éprouve une impression vraiment très désagréable, c'est que le massage est mal exécuté; les suintements sanguins, eux-mêmes, causés par le massage vibratoire, devront être exceptionnels. Ce n'est que lorsqu'on masse des surfaces ulcérées ou des muqueuses complètement dégénérées, que l'on peut déterminer, parfois assez facilement, un écoulement, sanguin, généralement très minime.

Les sondes nasales sont des sondes droites, auxquelles on donne des courbures convenables pour atteindre toutes les parties, même les plus reculées du nez. Les sondes qui doivent passer par la fente olfactive sont très minces, et la couche de ouate qui les enveloppe, très peu épaisse. Les parties visibles du pharynx seront massées avec une sonde droite ou très légèrement courbée, assez résistante, dont l'extrémité sera enveloppée d'une couche épaisse de ouate, fortement serrée et aplatie à son extrémité; pour les parties un peu plus élevées ou un peu plus profondes, on se servira des sondes à extrémité recourbée, et pour le naso-pharynx et l'entrée des trompes on emploiera des sondes à grande courbure (Voir la figure VI et l'explication).

Il vaut mieux tenir les sondes directement dans la main sans les monter sur un manche. On se rend ainsi beaucoup mieux compte de la façon dont on vibre, de l'énergie qu'on déploie et de la rudesse des contacts. On peut également masser l'entrée des trompes par le nez, avec des sondes droites, dont l'extrémité est recourbée, comme le bec des cathéters. Cependant, pour masser la voûte pharyngienne

Il vaut mieux se servir d'un manche. Chez les malades qui se montrent bien, on massera l'oro-pharynx sans autre précaution que de recommander au malade de tenir la pointe de sa langue derrière les dents. On pourra même vibrer chez quelques-uns la *pars nasalis*, de la même manière ; mais, le plus souvent, on devra abaisser la base de la langue et jamais avec l'abaisse-langue, mais toujours avec le doigt, au préalable stérilisé, qui sera beaucoup mieux toléré. Il faut agir dans le naso-pharynx avec la même rapidité et la même dextérité que dans le nez, se guider sur les sensations exprimées par le visage du malade et retirer la sonde dès qu'on voit que le réflexe va se produire. On peut ainsi vibrer à plusieurs reprises et les malades supportent ainsi, beaucoup plus facilement, des séances vraiment efficaces. Il faut bien prendre garde à ne pas accrocher le voile, lorsqu'on entre dans le rhino-pharynx ; la sonde étant dans la bouche, on recommande au malade de respirer par le nez ou de respirer doucement, le voile se détend et l'on passe ; si l'on manque le passage, il faut recommencer et ne jamais essayer de pénétrer par effraction. En principe, il ne doit pas se produire dans le pharynx d'écoulements sanguins, et les sensations ressenties par le malade, toujours un peu désagréables, ne doivent jamais être vraiment pénibles et, encore moins, douloureuses.

Le massage du larynx doit s'opérer sous le miroir ; il ne présente aucune difficulté insurmontable pour un spécialiste. Il est évident qu'il faut être très exercé à toucher les cordes vocales et à pénétrer directement dans le larynx. Le malade doit faire une bonne provision d'air, pour n'avoir pas besoin de respirer pendant l'application, et l'on masse les cordes vocales avec une sonde laryngienne ordinaire, montée sur un manche, et dont l'extrémité est entourée de ouate très serrée, en appliquant la sonde sur le plan résistant que constituent les deux cordes vocales rapprochées. Lorsque le malade entr'ouvre les cordes pour respirer, on pourra masser les bords libres des cordes et la région sous-glottique.

Pour faire le massage de la trachée, il faut habituer le malade à respirer avec la sonde dans le tube trachéal ; on doit pénétrer directement dans la trachée, sans toucher le larynx au passage.

Je masse la base de la langue avec une sonde enveloppée de ouate, dont l'extrémité est retournée à la façon d'une crosse d'évêque. On applique sur la région, la partie convexe de la sonde, dont la tige doit avoir une courbure convenable; la langue du malade doit être tirée hors de la bouche. Suivant les cas et sa dextérité, le masseur pourra opérer avec ou sans miroir.

Les sensations perçues par les malades, la réaction, les accidents

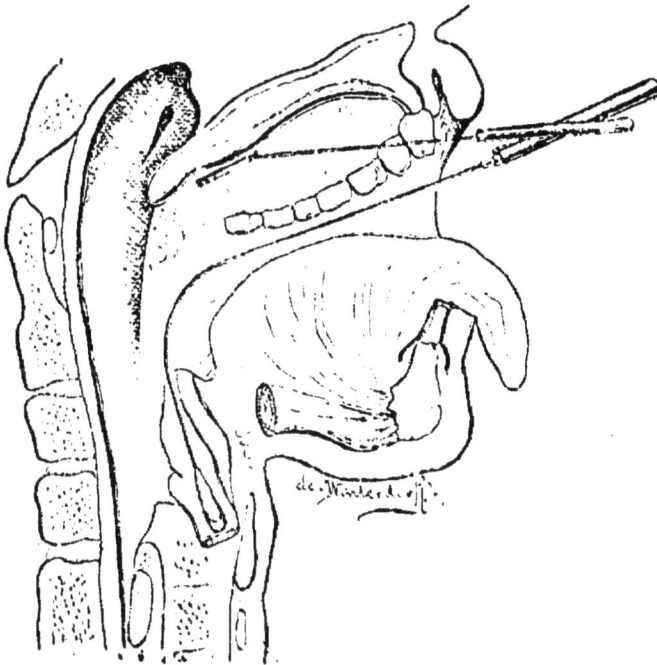

Fig. VIII. — Coupe sagittale de la bouche, du pharynx et du larynx, montrant en place, le miroir laryngoscopique et la sonde larygienne qui reposent sur les cordes.

possibles, doivent être étudiés avec le traitement des diverses affections. Ce sont choses très variables, suivant les individus et les circonstances.

Les sondes auront environ 22 centimètres de long; les nᵒˢ 4 et 5 de la figure VI représentent les deux grosseurs extrêmes, soit 1,3 mill. pour les plus minces et 2,4 mill. pour les plus épaisses. Ces

sondes doivent présenter une extrémité renflée, reliée au reste de la
tige par une partie amincie et rugueuse. La sonde est saisie entre
le pouce et l'index au niveau du treizième centimètre. A partir du
onzième, la sonde, sans être rugueuse, doit être dépolie, car il est
ainsi plus facile de la fixer solidement entre les doigts. Les sondes
doivent être en cuivre rouge, c'est le seul métal qui permette de
leur donner exactement le degré de rigidité et d'élasticité que l'on
désire. Lorsque les sondes ont été portées au rouge, elles sont mol-
les, et toutes, même les plus grosses, sont alors absolument dépourvues d'élasticité ; mais il est très facile de rendre, même aux plus
fines, la rigidité et l'élasticité convenables, en les battant simplement
sur un bloc de chêne, avec un maillet de buis. On enroule la ouate
autour de l'extrémité rugueuse, à la manière ordinaire. La ouate enroulée doit toujours dépasser l'extrémité de la sonde de quelques
millimètres ; l'extrémité de la sonde sera toujours ainsi bien proté-
gée. La ouate doit être très serrée et former une masse élastique de
la consistance de la pulpe du doigt ; lorsque l'on fait du massage à
vibrations transversales, le manchon de ouate doit être à peu près
cylindrique ; lorsqu'on masse la partie orale du pharynx, la ouate
doit dépasser largement l'extrémité de la sonde, être fortement
comprimée, serrée et aplatie (fig. VI, 2). Pour le massage de
la partie nasale du pharynx, les sondes courbées doivent porter la
ouate enroulée sur une longueur beaucoup plus grande, afin de pouvoir masser simultanément la voûte, la paroi postérieure et le dos du
voile. Il est très facile de dresser un domestique à préparer ces sondes, que l'on doit avoir en grand nombre (150 à 200 au moins), ainsi
préparées, sous la main, à l'abri de la poussière. Quant aux sondes
destinées au larynx et à la trachée, la ouate doit être enroulée sur
elles avec beaucoup de soin ; on ne s'en rapportera qu'à soi-même
pour cette opération. Le massage des diverses parties des voies respiratoires supérieures doit se faire avec des sondes du même type,
variant en grosseur dans les limites que nous avons indiquées et simplement courbées, à la main ou à la pince [1].

[1] *Nous venons de donner les raisons pour lesquelles nous préférons les*

Il vaut beaucoup mieux que les mêmes sondes ne resservent pas dans la même journée. Les sondes aussitôt employées sont rejetées et flambées au gaz ou sur le charbon, pour brûler le coton qui les entoure, en même temps que les substances dont il est imprégné. Puis, les sondes refroidies sont passées à la toile émeri, mais seulement dans la partie comprise entre la région rugueuse et le onzième centimètre; elles sont alors redressées et durcies au degré convenable, avec le maillet, et désinfectées par un séjour d'un quart d'heure dans l'eau bouillante, ou à sec, dans l'étuve à 180°.

J'ai écrit que les séances complètes du massage vibratoire, c'est-à-dire celles dans lesquelles on massait le nez, le pharynx et le larynx duraient une demi-heure. Lorsqu'on a sous la main tout ce qui est nécessaire, ce massage complet peut être fait en un temps qui n'excède pas douze à quinze minutes; ce n'est qu'avec les malades qu'on examine pour la première fois, et qui sont très craintifs, que les séances pourraient devenir plus longues. Mais dans ces cas, comme chez les enfants, il faut procéder, au début, avec beaucoup de précautions, n'appliquer d'abord le massage qu'avec des solutions de cocaïne et de la pommade au menthol à 5 °/₀ et s'arrêter dès que le patient montre quelques signes de frayeur ou de réaction. Si l'on agit autrement, on risque de voir les malades se décourager et renoncer à la guérison, poussés par une frayeur instinctive, dont ils seront les premiers à rire par la suite.

sondes de Braun, en cuivre rouge. Les sondes en maillechort que Laker a proposées dans son livre et que nous avons employées, sont, à notre avis, inférieures. Les sondes pour le nez ne se laissent pas courber à volonté, comme les sondes nasales. Quant aux sondes pharyngiennes courbées à angles droit, elles sont trop rigides et sont totalement dépourvues de cette élasticité qui donne une grande valeur aux sondes de cuivre rouge, dont on modifie la forme à volonté. Nous ne voyons pas bien l'avantage que présentent, sur les sondes de cuivre rouge, les sondes mi-partie en maillechort, mi-partie en étain, proposées récemment par le Professeur Luce (37).

Le massage vibratoire peut-il être appliqué à l'aide d'instruments produisant les vibrations ? En principe et d'une manière générale, je ne le crois pas ; les véritables masseurs se sont toujours opposés à l'introduction des instruments ; ils ne pensent pas qu'aucun d'eux puisse permettre d'appliquer le massage avec la souplesse, l'élasticité qui sont l'apanage d'une main exercée. Ce principe, généralement admis en massothérapie ordinaire, paraît aussi exact lorsqu'il s'agit de massothérapie vibratoire externe, et, a fortiori, interne. Cependant, bien que nous ne soyons pas encore autorisé par une longue expérience à émettre cette opinion sans aucune réserve, en nous plaçant à un point de vue encore théorique, il est vrai, nous croyons que l'on peut, à ce principe général, admettre quelques exceptions [1].

Les instruments, tels que ceux de Herzfeld (5) et de Lahmann (15), mus par le bras et destinés à corriger, dans une mesure difficile à préciser, les applications incorrectes, l'ignorance ou la maladresse du masseur, sont très imparfaits et doivent être rejetés sans plus d'examen. Avec ces instruments, le masseur se dispense de tout soin et se confie à une machine assez grossière, pour éviter les conséquences fâcheuses de la mauvaise application des vibrations. Ces instruments pourraient, dira-t-on, être employés par les débutants qui craignent de léser la muqueuse. Il reste à savoir dans quelle mesure ils seront garantis contre cet accident ; en tout cas, s'ils se servent de ces appareils, il est probable qu'ils ne feront jamais l'effort nécessaire pour arriver à vibrer correctement.

[1] *Le massage vibratoire externe, employé en Suède sur une très grande échelle, y est exécuté soit avec les mains, soit avec des instruments dont le plus commun et le plus répandu est le vibrateur de Liedbeck (on pourra consulter avec fruit l'ouvrage écrit en français, dans lequel on décrit l'instrument et ses multiples applications. Stockholm, 1891 ; Imprimerie royale, Norstedt et fils). Comme nous le dirons plus loin, nous pensons que notre vibrateur pourra remplacer avec avantage cet instrument, dans toutes ses applications, même au massage externe de la peau.*

Quant à la machine de Lahmann, en particulier, elle ne présente aucun avantage, et sa construction montre qu'elle n'est pas susceptible de produire des vibrations en nombre suffisant; ces vibrations ont d'autres défauts, dont nous allons parler à propos de la machine d'Ewer (33). Cet instrument est actionné par le tour des dentistes ; c'est déjà une complication, une difficulté. Il est rare que les médecins de notre spécialité possèdent un moteur électrique pour l'actionner. On ne peut songer à la faire marcher soi-même avec le pied pendant l'application, car, en dehors des difficultés d'application que cela entraînerait, il ne faut pas, lorsqu'on masse, avoir à se préoccuper de quoi que ce soit.

De plus, et cette critique n'est pas la moins importante, au contraire, d'après la description d'Ewer, aussi bien que d'après celle de Lahmann, leurs instruments produisent des séries de chocs, c'est-à-dire des vibrations dures et sèches, dont le caractère est le même que celui des chocs produits par le marteau à aurification des dentistes ou la plume d'Edison. Nous sommes loin des vibrations moelleuses et élastiques, des ondes, que produisent le jeu alternatif des muscles antagonistes, dans la vibration manuelle.

Tout récemment, Freudenthal (38) a proposé un nouveau vibrateur, mu par l'électricité; il est assurément plus parfait qu'aucun des précédents. C'est une sorte de trembleur électrique, renfermé dans un manche, et susceptible de fournir 7000 vibrations par minute. Mais comme celles des instruments précédents, les vibrations de ce trembleur sont des chocs, et il ne fournit que des vibrations axiales.

J'ai employé un instrument dont je serai le premier à faire la critique, mais dont les vibrations se rapprochent, par leur nature et leur mode de production, autant qu'on peut le concevoir, des vibrations manuelles, dont la perfection ne me paraît pas susceptible d'être dépassée, et qui laisse bien loin derrière lui tous les vibrateurs proposés. Sur ma demande, et d'après les desiderata que je lui avais soumis, M. Gaiffe construisit l'instrument dont la figure est ci-jointe.

Cet instrument se compose essentiellement d'une petite machine de Gramme renfermée dans un étui de bois; une lame de platine est enfilée très excentriquement sur l'axe de la bobine ; à chaque tour de la bobine, l'instrument tout entier et le bras de l'opérateur sont

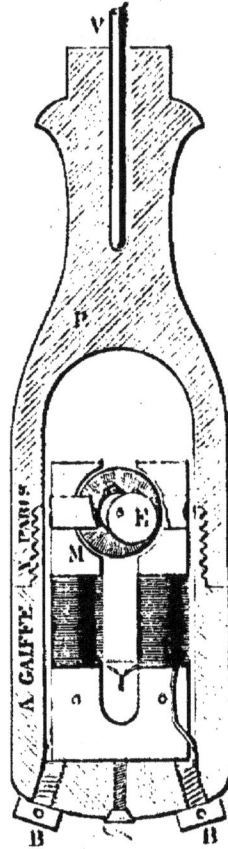

Fig. IX.— Coupe du vibrateur électrique. P, enveloppe de bois du vibrateur; V, sonde vibrante fixée dans le manche et brisée ; M, machine de Gramme ; BB, bornes par lesquelles la machine de Gramme se relie à la source électrique; EG, lame de platine enfilée excentriquement sur l'axe de la bobine. L'interrupteur n'est pas représenté dans ce dessin.

entraînés successivement en avant, latéralement à droite, en arrière, latéralement à gauche et en avant, par suite de l'excentricité de la lame mise en mouvement; il se produit ainsi, simultanément, des vibrations axiales et transversales, telles que l'on peut, après un long exercice, en exécuter avec le bras. Le manche qui renferme cette machine de Gramme, peut être tenu à la main ; il est relié par une extrémité aux pôles d'une pile ou d'un accumulateur, et porte à l'autre extrémité une de nos sondes ordinaires. Il ne se produit pas avec cet instrument de chocs brusques, comme avec ceux dont nous avons parlé ; les deux phases de la vibration double, l'aller et le retour, dans le sens axial et le sens transversal ; sont aussi progressives que le peuvent être les vibrations manuelles ; ce sont des ondes et non des chocs. L'instrument fournit simultanément, ainsi que le bras, et peut-être mieux que le bras, des vibrations axiales et des vibrations transversales, ainsi qu'on peut s'en convaincre avec l'enregistreur, ou, plus simplement au moyen d'un verre mince et vide sur lequel on applique légèrement la sonde, par son extrémité [1]. Si on l'applique latéralement, on constate également l'existence des vibrations. Elles sont d'ailleurs parfaitement sensibles à l'œil. La lame excentrique est en platine ; on a ainsi, sous un petit volume, une masse mobile suffisante pour déterminer des vibrations assez intenses, aux vitesses que peut atteindre l'instrument. Dans les conditions où il a été construit, l'instrument marche avec un courant de 4 à 6 volts et sa consommation est insignifiante. Lorsqu'il est en bonne marche moyenne, il produit 1500 à 1600 vibrations ou tours par minute ; il peut aller, sans trop chauffer, jusqu'à 2000. Un interrupteur permet d'ar-

[1] *Le casque vibrant et le fauteuil oscillant sont des instruments construits sur le même type et dont la propriété, ainsi que celle de mon vibrateur, est garantie par un brevet, à M. Gaiffe, rue Saint-André-des-Arts, 40, à Paris.—Le même vibrateur, muni de pièces de contact analogue à celles du vibrateur mécanique de Liedbeck, pourra être employé, avec beaucoup plus d'avantages que ce dernier instrument, dans le massage vibratoire externe, sur toute la surface du corps. En effet, le vibrateur de Liedbeck doit être mis en mouvement par une autre personne et les vibrations qu'il fournit sont des chocs.*

rêter ou de mettre en marche le vibrateur, au gré de l'opérateur.

Cet instrument, dont personne ne saurait mettre en doute la supériorité sur ceux déjà construits, car aucun d'eux ne produit simultanément des vibrations en même temps transversales et axiales, et des vibrations qui soient des ondes au lieu de chocs, a cependant des inconvénients et des défauts ; il se présente, suivant le point de vue où l'on se place, dans des conditions de supériorité ou d'infériorité théoriques, par rapport aux vibrations manuelles ; je dis seulement théoriques, car il est construit depuis trop peu de temps, pour que j'aie pu étudier cliniquement sa valeur, d'une façon suffisante, et cette étude devra être fort longue pour être complète. Le volume relativement considérable du manche, constitue l'un des inconvénients du vibrateur électrique. Il est absolument impossible, avec cet instrument, d'exécuter, surtout dans le nez, des applications légères et délicates ou bien, au contraire, très vigoureuses, suivant les cas, que peut faire, avec une sonde, une main exercée. Pour appliquer le vibrateur dans le nez, on se servira d'une sonde droite ou coudée, fixée au vibrateur ; avec une sonde droite on se masquera entièrement la vue.

Pour le massage du nez et du pharynx, nous avons recommandé d'employer les sondes sans manche, et nous croyons que les vibrations appliquées avec habileté et discernement, au moyen de la main, seront, en général, surtout dans l'ozène et le catarrhe chronique du nez, plus efficaces que celles qu'on peut appliquer avec le vibrateur.

Les vibrations doivent varier en amplitude et en intensité, suivant la nature de l'affection que l'on traite, ou l'état particulier du point que l'on vibre ; elles doivent être combinées avec des mouvements d'effleurage plus ou moins intense. Les vibrations peuvent être appliquées partout, jusque dans les recoins les plus reculés du nez. La sonde doit être, à plusieurs reprises, introduite et retirée, avec une extrême rapidité ; d'autres fois, au contraire, comme dans l'ozène, il y a avantage à continuer des effleurages et des frictions énergiques sur chaque point de la muqueuse, pendant un temps relativement long. Tout cela est bien difficile à exécuter avec le vibrateur, car le manche enlève à l'opérateur une grande partie de sa dextérité. Le massage vibratoire du nez doit constituer un traitement mécanique essentiellement intelligent. La sonde du vibrateur doit, pour ainsi dire, voir et toucher ; si elle est mue par un instrument, elle devient presque aveugle. L'avantage et la supériorité de mon vibrateur mécanique par rapport au massage manuel, sont représentés par le nombre très grand des vibrations qu'il peut fournir et leur extrême régularité. La clinique nous a appris que les vibrations très régulières et très rapides avaient une action thérapeutique beaucoup plus active que les autres, sur les névralgies et les réflexes d'origine nasale. Les surfaces muqueuses, point de départ de ces réflexes, peuvent être influencées avec une efficacité et une rapidité merveilleuses par les vibrations rapides et régulières ; et il est d'abord très pénible et ensuite presque impossible d'exécuter avec le bras, sans chocs, sans secousses et *surtout sans rudesse*, des vibrations atteignant douze à quinze cents par minute, même pour les masseurs les plus exercés. Dans ces cas, le vibrateur manié avec précision et avec précaution, pourra probablement se montrer supérieur au massage manuel. Nous verrons également, en étudiant les affections de l'oreille, susceptibles d'être améliorées par le massage vibratoire, comment nous pourrons encore l'y employer.

Rappelons-nous que les masseurs les plus habiles et en même temps les plus autorisés, par l'étude scientifique qu'ils ont faite des conditions dans lesquelles doit être employé le massage, ainsi que de son action physiologique et thérapeutique, ont toujours exprimé cette opinion, qu'ils ne pensaient pas que la main pût être remplacée par un instrument, quel qu'il fût [1]. Nous croyons que pour le massage vibratoire il en est de même, sauf cette exception que nous avons indiquée. Certes, l'instrument peut être utile aux débutants ; mais, d'autre part, il est dangereux, parce que, comptant sur lui, ils ne cherchent pas à exécuter le massage par eux-mêmes, ce qui, dans l'immense majorité des cas, vaut infiniment mieux.

[1] *Peut-être y a-t-il une exception pour le massage vibratoire de peau, en raison de la fatigue extrême qu'il cause au masseur.*

D'autres maladies chroniques des muqueuses, dont le traitement a jusqu'ici présenté des résultats aussi incertains que les affections chroniques de la muqueuse des voies respiratoires, pourraient être, certainement, traitées et guéries par le massage vibratoire; c'est dans les affections chroniques de l'urètre et de l'utérus, que notre vibrateur pourra, croyons-nous, être employé avec beaucoup plus de raison et de succès que dans le traitement des affections analogues de la muqueuse des voies respiratoires supérieures. La sonde du vibrateur introduite dans l'urètre y fournira des vibrations rapides et régulières, sans aucun inconvénient ni danger, ce qui ne pourrait pas être réalisé facilement avec le massage manuel, en supposant même que l'opérateur possède une grande dextérité. On pourra imaginer, pour la muqueuse utérine, des sondes vibratoires de forme appropriée, et comme il n'y a, dans ce cas, aucun inconvénient à modifier le volume de l'instrument, on pourra lui faire produire des vibrations aussi intenses que cela paraîtra nécessaire.

J'ai proposé la combinaison de l'électricité au massage vibratoire (21); il était évident qu'un agent thérapeutique aussi actif que l'électricité, dont le mode d'action, pour être mal défini, n'en est pas moins certain, ne saurait être considéré comme inutile, lorsqu'il s'agit de modifier les conditions de nutrition des muqueuses, ou de sensibilité des terminaisons nerveuses qui s'y trouvent, et les conditions de nutrition et de conductibilité des troncs nerveux eux-mêmes.

Le mode d'application est simple et aisé. Pour l'application des courants continus, il faut se servir d'un galvanomètre absolument sûr; nous employons celui de Gaiffe-d'Arsonval. Notre machine d'induction est une bobine de Gaiffe, à gros fil et à fil fin et à trembleur variable, ce qui permet d'employer, à volonté, en même temps que des courants de tension ou les courants de quantité, des courants à interruptions rares ou fréquentes. On fait varier la nature et l'intensité de ces courants, suivant qu'on se propose d'agir sur la nutrition ou sur la sensibilité. Un des pôles de la pile ou de la bobine est relié à une plaque mouillée que l'on fixe sur le front, le bras ou le cou du patient. L'autre pôle est relié, par un fil conducteur très léger, à la sonde dont on se sert pour vibrer, au moyen d'une serre-fine.

Nous avons été guidé dans l'application de ces diverses formes d'électricité, par les notions acquises et courantes en thérapeutique électrique ; et nous avons, dèsmaintenant, la certitude d'avoir, par ce perfectionnement, notablement augmenté la valeur thérapeutique du massage vibratoire. L'instrument que nous avons proposé, qui est mû par l'électricité, ne fait que du massage vibratoire simple ; pour lui faire exécuter le massage vibratoire et électrique, il suffit de relier, comme pour le massage électrique manuel, la sonde vibrante à l'un des pôles, par un conducteur et une serre-fine.

Chiari pense que si j'ai combiné l'électricité au massage vibratoire, c'est que je n'étais pas très satisfait des résultats obtenus avec ce dernier procédé. Cette supposition est entièrement gratuite ; ce n'est pas ainsi que les choses se sont passées ; j'ai pensé, à priori, qu'il y aurait tout avantage à combiner les deux procédés l'un à l'autre, ce que les masseurs ont toujours cherché à pratiquer sur la peau. La peau, mauvais conducteur, se prête mal à ces tentatives, faciles à réaliser pour les muqueuses. J'ai pu acquérir rapidement, par l'étude clinique, la certitude que l'emploi de l'électricité, théoriquement si rationnel, était un adjuvant précieux du massage; mais, tenant à étudier ces questions avec méthode et à ne pas compliquer les conditions de l'analyse, déjà fort ardue, j'ai, très souvent, jusqu'ici, employé le massage seul.

Je pense même, qu'il y a tout avantage à combiner et à appliquer simultanément tous les procédés thérapeutiques dont l'action curative peut s'ajouter. Höflinger (b) a obtenu dans le traitement des pharyngites chroniques, en combinant le massage vibratoire à la cure par les eaux de Gleichemberg, des résultats que ces eaux, appliquées seules, ne lui avaient jamais donnés. J'ai la conviction qui par la combinaison du massage vibratoire avec la cure sulfureuse de Cauterets, qui, de toutes les stations thermales françaises, est de beaucoup la plus recommandable dans le traitement des affections chroniques de la gorge et du nez, on obtiendrait de très remarquables résultats.

Chiari formule en plusieurs endroits cette opinion absolue, « que les bons résultats obtenus par le massage vibratoire et qu'il ne conteste pas, sans cependant en tenir un compte suffisant, sont uniquement dus aux médicaments employés. » Tous les partisans du massage vibratoire, dans leurs écrits, ont attribué ces résultats, très supérieurs à ceux qu'on obtient par les autres méthodes : 1° à l'action propre du massage vibratoire; 2° à celle des médicaments; 3° à l'application meilleure de ces médicaments. On n'a qu'à lire avec soin les écrits de Braun et les miens pour se convaincre que, loin de soutenir des idées exagérées ou absolues, nous nous en sommes toujours tenus à cette théorie éclectique, qui nous a paru contenir la plus grande somme de vérité. C'est bien à tort que Demme prétend que Laker ne croit qu'à l'efficacité du massage et nie l'action des médicaments. Laker écrit (13) p. 43 : « Die vergleichende Controle mit den verschiedenen Mitteln lehrt am besten, dass nicht dieses oder jenes, sodnern die Massage-Wirkung den *wichtigsten Antheil* an dem Heil-Erfolge hat » ; ce qui ne veut pas dire que les médicaments n'aient aucune action, mais que l'action principale appartient au massage.

J'ai appliqué, en même temps que le massage vibratoire, de nombreux médicaments, et j'en emploie définitivement un certain nombre, qui se sont déjà montrés efficaces en dehors du massage, mais qui n'ont pu, par leur action isolée, arriver à produire des effets curatifs, de loin comparables à ceux qu'on obtient en les combinant à la vibration, pour ces deux raisons, que l'action curative du massage, s'ajoute à celle qu'ils possèdent en propre et que le massage vibratoire permet de les appliquer d'une façon beaucoup plus rationnelle et beaucoup plus parfaite.

Freudenthal (38), dans un article tout récent et d'un grand intérêt, vient de réduire à sa juste valeur et d'une façon définitive l'argumentation de Chiari. Il a fait du massage vibratoire, pendant trois ans, sur plusieurs centaines de malades; il a obtenu des résultats très remarquables, lui permettant de déclarer cette méthode absolument supérieure aux autres, et afin de pouvoir mieux apprécier la valeur du procédé, il a toujours massé sans employer de médicaments.

Je ne parlerai ici que d'une seule substance que nous employons beaucoup, du chlorhydrate de cocaïne, et je désire m'exprimer d'une manière très nette à ce sujet. Dans l'ozène, où la sensibilité est, d'ordinaire, émoussée et dans beaucoup d'autres cas, où la sensibilité du sujet n'est pas trop développée, je n'emploie pas la cocaïne ; mais lorsqu'il existe une sensibilité exagérée des muqueuses, et surtout au début de la plupart des traitements, j'emploie la cocaïne, non comme médicament, mais comme anesthésique local, comme véhicule permettant l'application facile du massage vibratoire. Il m'est arrivé souvent, en traitant des malades sujets à la fièvre des foins, aux névroses réflexes, de m'entendre dire : « J'ai déjà été traité par la cocaïne, sans résultat. » J'essayais de faire comprendre au malade le rôle que devait jouer ici la cocaïne et je n'y parvenais pas toujours. J'emploie généralement la cocaïne à 10 %, parfois à 20 %, chez les personnes extrêmement sensibles. Je ferai plus loin la critique de la cocaïne comme médicament local, et nous verrons combien rares sont les cas où elle peut être employée seule avec efficacité, surtout avec une efficacité durable. Mais je ne perdrai pas cette occasion de m'élever avec la plus extrême énergie contre toute tentative de médication générale au moyen de ce dangereux poison.

Exploitant les légendes merveilleuses et très exagérées, qui arrivaient d'outre-mer, des industriels habiles et nombreux, secondés par un petit nombre de médecins, ont mis à la mode cette substance, beaucoup plus dangereuse que la morphine ou que l'alcool. L'excitation passagère qu'elle procure est suivie, d'une forte réaction; ce n'est pas un tonique, et de tous les excitants c'est en même temps le plus perfide et le plus pernicieux. Les nerveux s'en emparent, l'absorbent en boissons habilement présentées, et agréables au goût; et ainsi tend à se propager la cocaïnomanie, dont les progrès, dans les dernières années, ont été si rapides. Ce vice est beaucoup plus dangereux que la morphinomanie, qu'il tend aujourd'hui à supplanter. Dastre, cependant, a démontré les propriétés toxiques de cette substance; Erlenmeyer a jeté le premier cri d'alarme et montré le péril du cocaïnisme.

4

On a osé écrire que la cocaïne guérit les pharyngites, granuleuses ou autres, les laryngites, etc. Sous quelque forme qu'elle soit appliquée, la cocaïne, seule, ne guérit rien: elle resserre momentanément les vaisseaux, mais si elle n'est pas appliquée en même temps que le massage vibratoire, cette constriction est suivie bientôt d'une dilation vasculaire et d'une congestion intense. Elle diminue, pour un temps, la douleur; mais elle endort les malades dans un calme trompeur, qui leur laisse ignorer les progrès de leur mal. On a été encore plus loin et on a osé dire que la cocaïne fortifie le larynx, *qu'elle donne de l'énergie aux muscles des cordes vocales*, et, pour cette raison, on la distribue et on l'ordonne, *larga manu*, aux chanteurs et aux orateurs, déjà si disposés à la nervosité, au grand détriment de leur santé générale et même de leur voix. C'est là une opinion physiologique assez bizarre, basée d'ailleurs sur aucune observation, que de prétendre qu'un excitant introduit par l'estomac ira actionner particulièrement les muscles du larynx. Pourquoi ceux-là plutôt que les autres ? D'ailleurs, le fait est absolument inexact. Ce qui est vrai, c'est que sous l'influence de la cocaïne il se produit une excitation générale, suivie bientôt d'une dépression ; que les doses de cocaïne devront être, pour arriver à produire le même effet, chaque jour plus fortes, que le patient deviendra facilement cocaïnomane, y perdra rapidement sa santé générale et sa raison, et devra en rendre grâce au médecin qui, par ignorance ou pour d'autres motifs, l'aura poussé sur cette pente fatale.

Pendant un long voyage dans l'Amérique du sud, au Chili, en Bolivie et au Pérou, j'ai pu constater, de mes propres yeux, les prétendus bienfaits de la cocaïne, sur des quantités d'Indiens intoxiqués chroniquement par la coca. Je désirerais vivement que les marchands de coca, médecins ou autres, vissent, sur place, les effets lamentables causés, sur les individus et la race, par cette intoxication chronique et héréditaire; ils constateraient, sur une grande échelle ce qu'elle peut amener de dégradations physiques et morale dans l'organisme humain.

On ne court pas les mêmes risques avec les applications locales de cocaïne, accompagnant le massage vibratoire; le malade ne ressent de la cocaïne d'autre avantage que de pouvoir facilement supporter le massage ; et, le traitement fini, il n'y songe plus, ou plutôt ne conserve que le souvenir désagréable de son amertume. Les applications locales de cocaïne dans le massage, ne tombent donc pas sous le coup des critiques que nous avons adressées à l'emploi de cette substance, comme prétendu tonique ou spécifique, contre les affections des voies respiratoires supérieures. *Elle n'est employée que comme anesthésique local et est dépourvue de tout danger.* C'était un point qu'il était essentiel de définir, afin qu'il ne se produisît aucune confusion sur le rôle que joue la cocaïne dans l'application des vibrations.

Nous terminerons cette étude générale du massage vibratoire interne, en répondant à cette objection que nous aurions laissé passer si elle n'avait été faite par le Professeur Chiari : « Comment pouvez-vous prétendre, dit-il, que le même procédé puisse déterminer l'augmentation de volume dans les processus atrophiques, et au contraire la diminution, dans les processus hypertrophiques ? » Nous indiquerons plus loin ce que l'on peut attendre, suivant les cas, du massage vibratoire, dans l'un et l'autre sens ; mais qu'il nous soit permis de le dire, une pareille objection, venant de M. le Professeur Chiari, nous surprend beaucoup. D'une part, n'est-il pas démontré, cela depuis des siècles, que le massage fortifie les organes, les développe et constitue le procédé le plus efficace pour lutter contre l'atrophie. Les effets du massage sur les membres récemment fracturés, ont mis cette vérité hors de doute. D'autre part, ne sait-on pas, de la façon la plus certaine, que le massage réduit mieux que toute autre méthode les engorgements simples ou inflammatoires des tissus ; et il produit certainement ces deux résultats inverses, par un même mécanisme, en agissant sur la circulation du sang et de la lymphe, et de plus, en activant et régularisant tous les phénomènes de la nutrition.

CHAPITRE II

LE MASSAGE VIBRATOIRE ET ÉLECTRIQUE
DES MUQUEUSES, DANS LE TRAITEMENT DES MALADIES DU NEZ
ET DES YEUX

OZÈNE OU PUNAISIE

De toutes les maladies qui peuvent atteindre l'homme, l'ozène est, sans contredit, l'une des plus répugnantes et des plus intolérables; elle rend la vie des patients presque impossible, les oblige souvent à se séparer complètement de la société et a pu même, quelquefois, les conduire au suicide. Il ne s'agit ici que de l'ozène vrai, idiopathique, compagnon ordinaire de l'atrophie de la muqueuse nasale, et non de l'ozène qui accompagne certaines autres affections de la muqueuse du nez.

Les causes de l'ozène vrai sont encore inconnues : la maladie se développe parfois assez rapidement, à la suite d'une rougeole, d'une variole ou d'une scarlatine, ou bien elle évolue lentement, depuis l'enfance (Bosworth), et se manifeste chez les malades qui demandent les soins des médecins par une odeur *sui generis*, très intense, que le malade répand au loin, et par des croûtes verdâtres qui forment comme une cuirasse revêtant l'intérieur du nez. Sous ces croûtes, on trouve un liquide purulent qui se reproduit sans cesse et d'où émane l'odeur. On a cherché à établir l'origine microbienne de l'ozène; on n'a pu cependant encore arriver à le provoquer par infection ou inoculation expérimentales; on n'a même pas pu démontrer davantage la présence constante dans le nez, d'un ou de plusieurs microbes caractéristiques. Il paraît encore vraisemblable que l'odeur est surtout produite par une viciation de la sécrétion des glandes de la pituitaire ; et beaucoup de raisons porteraient à penser qu'il s'agit d'une affection primitive des vaisseaux et des glandes de cet organe, et que la présence des microbes n'est qu'un accident qui peut cependant contribuer à augmenter la fétidité. Quoi qu'il en soit, les malades arrivent chez le médecin, le nez plein d'une sécrétion nauséabonde, dans laquelle pullulent d'innombrables bacilles et cocci, et avec des lésions de la muqueuse nasale consistant essentiellement en une atrophie de tous ses tissus, qui porte surtout sur les glandes et les vaisseaux, mais n'épargne même pas les os.

J'ai résumé et critiqué les principales études faites sur l'ozène et les principales théories émises sur l'étiologie de cette affection, dans le travail indiqué au n° 28 de la bibliographie.

Le grand chirurgien Volkmann a proposé de dépouiller le nez de toute sa muqueuse, et, plus récemment, on a voulu ajouter à cette pratique la cautérisation. Il est impossible de détruire toute la muqueuse nasale ; les malades n'accepteraient pas ce traitement barbare, avec raison d'ailleurs, car à quoi sert de produire des délabrements irréparables qui n'ont aucune efficacité. Le galvano-cautère n'a jamais amené dans l'ozène d'autre résultat que de produire des plaies très lentes à cicatriser. L'électrolyse, méthode essentiellement destructive, n'est pas plus justifiée que la précédente ; elle va exactement à l'encontre du but qu'on se propose d'atteindre par le traitement, et qui doit être de régénérer la muqueuse ou, tout au moins, d'arrêter le processus de sa destruction. Les douches nasales, dans cette affection du nez, ne sont pas nuisibles, c'est vrai, mais leur effet est à peu près nul [1] ; elles nettoient simplement le nez et encore bien moins qu'on ne saurait le faire par un bon

---

[1] *En admettant même, ce que je conteste de la façon la plus formelle, l'action curative de l'électrolyse et des douches, je ferai remarquer que, par ces méthodes, on ne peut atteindre que des parties très limitées de la muqueuse nasale.*

badigeonnage. Les douches avec l'acéto-tartrate d'alumine (liquide de Schäffer) sont, à mon avis, les plus efficaces, et cependant *elles ne possèdent aucun effet curatif.*

Les pulvérisations appliquées après un nettoyage préalable, très sérieux, peuvent modifier momentanément les symptômes, mais n'influencent en rien l'état de la muqueuse, et l'amélioration passagère disparaît toujours après leur suppression. Toutes ces médications sont purement symptomatiques et n'ont aucune action véritablement curative. Les tampons de Gottstein, chargés de substances médicamenteuses, que l'on introduit dans le nez, déterminent, par leur contact avec la muqueuse, une excitation qui y ramène l'activité et produisent une action comparable à celle du massage, mais infiniment plus faible ; cette excitation est insuffisante pour déterminer la régénération de la muqueuse ; et l'amélioration ne survit pas au traitement.

Jurasz, ayant constaté la guérison d'un cas d'ozène, à la suite d'un coryza intense (les ozéneux ne sont que très exceptionnellement atteints de coryza), pensa que l'inflammation artificielle de la muqueuse, produite par certaines substances irritantes, pourrait amener le même résultat; cette modification de la muqueuse ne suffit pas pour amener la guérison de l'ozène. J'ai employé, en effet, avec persistance, les substances préconisées par Jurasz. J'ai appliqué la teinture de cantharide, qui doit agir dans le sens qu'il a indiqué, avec une grande énergie, et je n'ai jamais obtenu de résultats satisfaisants. J'ai essayé les pulvérisations au nitrate d'argent, employées successivement depuis une quinzaine d'années par divers auteurs qui évitent de se citer les uns les autres; les résultats que l'on obtient n'expliquent pas cette abstention ; car ils sont absolument nuls ; dès que le traitement est suspendu, tous les symptômes réapparaissent.

Bien que j'attribue, dans la guérison de l'ozène, le rôle le plus important, au massage vibratoire, je suis loin de nier, comme on va le voir, l'importance des substances médicamenteuses. Voici comment je procède actuellement, dans le traitement de l'ozène : Il faut d'abord que le malade s'engage à suivre régulièrement le traitement, autrement on perd beaucoup de temps, le résultat vient lentement et peut même être à peu près nul, si le traitement est appliqué irrégulièrement. Il est bon de combiner au traitement local un traitement général, sous forme de toniques, d'huile de foie de morue, d'iodures, etc., surtout si le malade est lymphatique ou scrofuleux, mais il ne faut pasoublier que, seul, le traitement local est capable d'amener la guérison.

Les séances, au début, doivent avoir lieu *deux fois par jour.* On nettoiera et on vibrera simultanément le nez avec des sondes (sept ou huit pour chaque narine) dont la ouate sera imprégnée d'abord d'une solution de sublimé à 1°/₀₀, puis de baume du Pérou, ou bien d'alcool fort et de glycérine iodée de 5 à 10 %, suivant la tolérance du malade. Il est généralement inutile, si ce n'est tout à fait au début, de vibrer à la cocaïne, la muqueuse nasale étant très peu sensible. Le traitement avec le sublimé et le baume, longtemps continué seul, m'a paru très supérieur au traitement par l'alcool et la glycérine iodée ; il paraît cependant y avoir quelque avantage à combiner ces substances et à les alterner irrégulièrement, en laissant la première place au baume.

Les tampons de ouate, qui entourent l'extrémité des sondes, doivent être épais, assez volumineux et serrés, de façon à assurer le nettoyage exact du nez. Il n'y a, dans ce cas, aucun inconvénient à appliquer sur la muqueuse des frictions énergiques ; les vibrations devront être fortes et relativement peu nombreuses, 300 à 400 par minute. Le nettoyage du nez doit être complet, les sondes doivent pénétrer jusque dans *l'aditus ad antrum* et la fente olfactive. Dans le traitement de l'ozène, je combine souvent au massage vibratoire les courants continus, ou les courants induits, de gros fil, avec interruptions peu fréquentes et renversement de courants. L'action de l'électricité, ainsi appliquée, est très importante, mais ne peut cependant entrer en comparaison avec celle du massage.

Au bout de quelques jours de traitement, l'odeur disparaît et la formation des croûtes est déjà moins active. La muqueuse nasale, dès les premières séances, se couvre d'une sécrétion profuse presque aqueuse. Au bout d'un mois de traitement, la guérison peut déjà se produire, dans des cas très récents, survenus à la suite d'une affection aiguë, d'une fièvre éruptive, par exemple; mais même dans ces cas, qui, d'ailleurs, se présentent assez rarement à l'observation du médecin, une guérison aussi prompte est exceptionnelle. Les ozéneux qui viennent consulter sont généralement atteints depuis de longues années, et leur muqueuse nasale grisâtre est ordinairement très dégénérée.

Lorsque l'amélioration est déjà bien établie, au bout d'un mois ou d'un mois et demi, on pourra se contenter d'une séance tous les jours, puis, plus tard, d'une tous les deux jours. Lorsque le malade va très bien, que la tendance à la secrétion du pus et à la formation des croûtes paraît supprimée, on le laissera sans traitement pendant cinq ou six jours, à titre d'essai; s'il y a une rechute, ce qui se produit, d'ordinaire, une fois ou deux, même avec les traitements les plus réguliers, on recommencera le traitement journalier, pendant cinq ou six jours, puis on continuera tous les deux jours. Le traitement dure, en moyenne, de quatre à six mois, mais il peut, exceptionnellement, se prolonger un peu plus; dans aucun des nombreux cas traités *régulièrement*, par Braun, Laker et moi, *nous n'avons observé un seul insuccès.*

Les rechutes spontanées, avant la fin du traitement, se produisent, surtout chez les femmes, au moment des époques. L'ozène est surtout une maladie de la femme, il apparaît, en général, au moment de la puberté; la susceptibilité plus grande du tissu érectile de sa muqueuse nasale est probablement la cause de la prédilection de cette maladie pour la femme.

Il est rare que l'amélioration se produise régulièrement; on a souvent à constater, pendant le cours du traitement, des oscillations de l'état local, correspondant souvent aux époques menstruelles, chez les femmes; chez les hommes, difficiles à expliquer, mais toujours peu importantes.

Tous ceux qui ont exercé avec soin le massage vibratoire, Braun, Laker, Demme, Félici, Garnault, etc., sont unanimes pour affirmer que la guérison est certaine, *quelles que soient la gravité et l'ancienneté de l'affection.* Braun, qui a l'expérience la plus ancienne et la plus étendue, a guéri soixante-deux cas d'ozène ; chez aucun d'eux, il n'a eu de récidive sérieuse ; et quelques-uns, comme celui de Mme Fragiacomo, sont guéris depuis plus de cinq ans et sont toujours restés en observation.

On a reproché à la méthode la longue durée du traitement ; et ce reproche est justement fait par des médecins qui traitent l'ozène pendant des années et qui, pourtant, comme Chiari, dont l'opinion ne saurait être suspecte en la matière, reconnaissent qu'ils ne sont jamais parvenus à obtenir autre chose qu'une amélioration très relative et qui disparaît lorsque le traitement n'est plus suivi.

Le médecin qui est maître de la méthode du massage vibratoire, peut promettre toujours la guérison, mais à condition que le traitement soit suivi rigoureusement. Avec les malades de la clinique, on pourra rarement obtenir cette exactitude ; il vaut mieux ne pas se charger, dans ces conditions, d'un traitement aussi long et aussi pénible et qui, dans ces conditions défectueuses, ne porterait aucun fruit.

J'ai guéri neuf malades de l'ozène ; les trois autres que j'ai soignés venaient à ma clinique une fois ou deux par semaine et même tous les quinze jours. Dans ces conditions, le traitement ne donne aucun succès et le résultat, mal interprété, porte tort à la méthode. On ne doit pas, alors, appliquer le massage et je refuse actuellement de donner mes soins à tout malade qui ne s'engage pas à se faire traiter journellement, au moins pendant les deux premiers mois. Les malades qui n'ont jamais été soignés pour l'ozène ou qui l'ont été peu sérieusement, sont souvent effrayés de la sévérité de la méthode et du temps nécessaire pour obtenir la guérison. Il faut les renvoyer aux médecins qui traitent l'ozène par les douches et les cautérisations, les pulvérisations ou l'électrolyse et ne pas se charger d'eux.

Sous l'influence du massage vibratoire, au bout d'un temps qui varie suivant l'ancienneté et la gravité de l'affection, la muqueuse, de grise qu'elle était, redevient rosée ; et c'est la rapidité avec laquelle se produit cette transformation, qui donnera la première et la plus sérieuse indication de la durée probable du traitement.

Il est évident que l'importance de la modification que l'on peut espérer, dans le sens de la restauration du tissu, dépend du degré d'atrophie des éléments de la muqueuse; cependant, j'ai observé des cas très avancés, dans lesquels la muqueuse nasale et les cornets étaient arrivés à une extrême atrophie, et pourtant, la muqueuse grisâtre est redevenue rosée, sous l'influence du massage vibratoire.

Je n'ai jamais vu, comme Demme, la muqueuse reprendre ses proportions premières, loin de là; les progrès dans ce sens, que j'ai pu observer, étaient bien minimes, et dans plusieurs cas, cependant suivis de guérison, je n'ai vu aucun changement de volume. Je pense qu'il ne peut jamais être question d'une *restitutio ad integrum* de la muqueuse, mais que, sous l'influence du massage vibratoire, la circulation devient plus active; peut-être même se forme-t-il même de nouveaux vaisseaux, en tout cas la nutrition des tissus se fait mieux et la tendance à la formation d'un tissu cicatriciel aux dépens du tissu conjonctif et à la dégénérescence cornée de l'épithélium de la muqueuse, est définitivement arrêtée. Les glandes encore existantes tendent à reprendre leur activité; et, soit que la nature des sécrétions fétides ait été modifiée, soit que les liquides sécrétés ne se prêtent plus au développement des microbes ou à la fabrication par ces organismes de produits fétides, l'odeur, symptôme le plus fâcheux, disparaît par le traitement, d'une façon *complète et définitive.*

Dans la plupart des cas, la sécrétion et la formation des croûtes persiste assez longtemps; mais elles se développent en quantité insignifiante, et un lavage hebdomadaire, fait par le malade, suffit à l'en débarrasser. Lorsque le traitement est prolongé assez longtemps, les croûtes elles-mêmes disparaissent complètement.

Dans la plupart des cas d'ozène, il existe de l'anosmie; le plus souvent, elle sera heureusement influencée par le massage vibratoire. Bien que l'effet produit par la vibration des deux méats et des deux cornets puisse retentir heureusement sur l'état de la région supérieure toujours moins atteinte par l'ozène, il vaut mieux, ce qui est possible dans la plupart des cas, faire passer une sonde grêle, entourée d'une mince couche de ouate imprégnée de baume, par la fente olfactive, et traiter directement la région supérieure du nez.

Pendant le traitement, on ne doit, en dehors de la médication générale, faire rien autre chose que le massage vibratoire ; cependant, si, pour une raison ou une autre, le malade devrait l'interrompre, je recommanderais les douches journalières avec un litre d'eau tiède et deux cuillerées à café d'une solution alcoolique d'acéto-tartrate d'alumine à 50 % (liquide de Schæffer). Les douches nasales, dans lesquelles le principe actif est représenté par les eaux mères chlorurées sodiques sont peut-être plus recommandables encore [1]. Le meilleur des instruments pour administrer la douche est la seringue anglaise ou ennéma.

Si l'on applique les médicaments en faisant simplement du badigeonnage, on se rendra facilement compte, au moyen d'expériences comparatives, par exemple, en traitant, dès le début, un malade par le massage vibratoire, un autre par le pinceautage (les médicaments restant les mêmes), de la valeur thérapeutique des vibrations. J'ai la conviction, je l'ai déjà dit, que si le Professeur Chiari n'a pas, par son massage vibratoire, obtenu des résultats supérieurs à ceux que lui donne son badigeonnage, c'est que son massage n'était que du badigeonnage. Le Professeur Chiari a confié le traitement de six cas d'ozène au Dr Pierce et nous n'avons aucune raison de croire, d'après ce que nous dit le Dr Pierce (11), qu'il ait fait le long apprentissage préalable de la méthode, absolument indispensable. Ces observations sont publiées par Pierce, sans qu'il ait même songé à en prévenir son maître, ou à lui envoyer un tra-

[1] Je suis convaincu, et j'en ferai l'essai, l'année prochaine, aux thermes salins de Biarritz pendant les mois d'août et de septembre, que le traitement local, seul capable d'amener la guérison complète et définitive de l'ozène et des rhinites purulentes, donnera des résultats infiniment plus rapides, lorsqu'il sera combiné à la cure chlorurée et iodurée, que l'on peut faire actuellement à Biarritz.

vail que cependant il lui dédie, et dont Chiari n'apprend pourtant l'existence que par le *Centalblatt* de Semon. De plus, dans ce travail, le D' Pierce dit avoir obtenu, en deux mois, des résultats que son maître confesse ne pouvoir obtenir en un an. Tout cela ne porte pas à croire que le massage vibratoire soit appliqué avec beaucoup de rigueur chez Chiari.

Que M. le Professeur Chiari veuille bien relire le livre de Kellgren, il se rendra compte des difficultés que présente l'exécution des vibrations dans le massage externe; qu'il s'assoie en face d'un enregistreur, il se rendra un compte plus exact encore des difficultés d'application d'une méthode, dont la technique est très difficile et *qui ne vaut que par sa parfaite exécution*. Loin de moi la pensée de critiquer ce maître éminent; s'il eût occupé son temps à ces humbles détails techniques, qu'avec quelques illustres confrères il considère probablement comme indignes de retenir son attention, la science y eût peut-être perdu quelques-uns de ces très remarquables travaux théoriques de clinique, auxquels la « *Wiener klinische Wochenschrift* » mesure moins parcimonieusement la la place qu'aux discussions sur la valeur thérapeutique du massage vibratoire; mais, au moins, qu'il n'accorde pas trop d'importance à l'argument négatif tiré de son propre insuccès; qu'il ne nie pas, sans avoir pris la peine de les vérifier, les résultats positifs qu'affirment avoir obtenu ses confrères, et qu'ils lui offrent de lui montrer. La meilleure façon de répondre à ces critiques, et comme Braun et Laker je suis tout disposé à le faire, c'est d'offrir aux contradicteurs du massage, de traiter dans des conditions de critique, de comparaison et de contrôle rigoureux des malades atteints d'ozène, soignés ou non, antérieurement.

Il paraît probable que, dans l'ozène, surtout dans les formes graves, la muqueuse des sinus est toujours prise à un degré quelconque. Il est vraisemblable, *a priori*, et nous trouverons plus loin des preuves en faveur de cette manière de voir, que le massage vibratoire agit à distance et provoque une amélioration de l'état de la muqueuse des sinus. J'ai pu, sans intervention directe, constater une modification notable dans le degré de transparence de la face par l'éclairage buccal, après la guérison de l'ozène ; ce qui montre que le traitement de la muqueuse nasale avait modifié l'état des sinus. Cependant, il faut, dans tous les cas d'ozène, faire un examen rigoureux des sinus et employer le traitement chirurgical lorsqu'il paraît indiqué.

Les légers inconvénients qui peuvent résulter de l'application des vibrations sont moins graves dans l'ozène, que dans toutes les autres affections du nez ; il est très rare que les vibrations déterminent de la réaction durable, des maux de tête; le traitement est très bien supporté par tous les malades, même sans cocaïne. De petits écoulements sanguins ne sont pas rares, au début, mais ils sont sans importance, et lorsque la muqueuse commence à présenter un aspect rosé, ils ne se produisent plus, même après l'application de vibrations très énergiques.

CATARRHE AIGU OU CORYZA

Tout le monde, à part les ozéneux, connaît cette affection du nez, banale, mais désagréable, qui, en dehors des symptômes plus ou moins pénibles qu'elle détermine, chaque fois qu'elle se produit, amène dans le nez des modifications persistantes que nous aurons à considérer plus loin.

Lorsque l'état chronique est établi, chaque poussée nouvelle marque une étape en avant dans la voie des altérations pathologiques. Les crises aiguës apparaissent avec plus de facilité, deviennent de plus en plus fortes, et l'état du sujet, dans l'intervalle, s'exagère, au point de constituer une véritable infirmité.

Peut-on, par le massage vibratoire, arrêter le coryza aigu ? Il est certain qu'on le peut, dans beaucoup de cas au moins, si l'affection est vraiment prise au début. On fera un massage vigoureux, mais en même temps délicat [1] de toute la muqueuse nasale avec une solution de cocaïne à 20 %. On répétera ces vibrations toutes les deux

---

[1] *Dans ces cas surtout, il faut s'abstenir de vibrer, si l'on n'est absolument sûr de sa main.*

heures, et on peut amener, soit un avortement complet du coryza, soit, en tout cas et sûrement, une grande atténuation de tous les symptômes et un raccourcissement rapide du processus.

Pendant le récent séjour du Dr Braun à Paris, il contracta un violent coryza accompagné d'une fièvre assez intense, qui faillit le mettre dans l'impossibilité d'assister à une réunion de médecins. Il se fit, lui-même, dans la soirée, sous les yeux de nos confrères, un énergique massage vibratoire du nez qui produisit chez lui une amélioration très grande et en même temps très rapide de tous les symptômes, notamment de la fièvre, de la céphalalgie et de l'obstruction nasale; il se fit, vers minuit, un second massage, et le lendemain, il n'avait conservé que le souvenir de son indisposition. Un autre médecin, le Dr B., atteint d'un coryza, au début, fut soigné ce soir même par le Dr Braun, et son coryza fut arrêté.

On ne peut attribuer à la cocaïne cette guérison; la preuve est faite depuis longtemps, que la cocaïne, dans les cas aigus, n'améliore que momentanément les symptômes, et que son application, loin d'amener un soulagement définitif, est suivie, à brève échéance, d'une congestion plus forte de la muqueuse nasale. Dans ces cas, comme dans toutes les affections du nez que nous allons étudier, le tampon de ouate doit être très mince, et la sonde très libre, dans le nez et entre les mains du masseur; autrement, l'application est pénible et le frottement qui en résulte, produit sur la muqueuse une action plutôt fâcheuse, tout au moins, extrêmement désagréable.

Il est absolument certain que le massage vibratoire exécuté régulièrement sur la muqueuse nasale, la fortifie, la rend beaucoup moins sensible et beaucoup moins susceptible de s'enflammer sous l'influence des diverses causes ordinaires d'irritation; et l'on peut atteindre même ce résultat, pour des muqueuses aussi susceptibles que celles qui sont déjà atteintes de catarrhe chronique; nous en verrons la démonstration plus loin; *mais il est certain que lorsqu'une muqueuse nasale, à peu près normale, aura subi deux ou trois cures de massage (parfois même il suffira d'une seule), elle ne sera atteinte de coryza aigu que d'une façon tout à fait exceptionnelle, puisque*

*l'on peut même obtenir ce résultat avec une muqueuse très altérée
et prédisposée, par ses altérations mêmes, à une grande susceptibilité.*

CORYZA CHRONIQUE

On discute beaucoup, actuellement, sur la nature exacte des affections catarrhales chroniques du nez ou rhinites chroniques. Nous n'avons pas à entrer, ici, dans ces discussions théoriques. Nous reconnaîtrons pratiquement trois formes principales : 1° une forme inflammatoire, dans laquelle la muqueuse nasale rouge et irritée est constamment recouverte par une couche de pus ; 2° une première forme hypertrophique caractérisée surtout par une hyperhémie constante, ou, plus souvent passagère, de la muqueuse, qui se gonfle, mais peut se réduire momentanément, soit spontanément, soit sous l'influence de la cocaïne ; 3° une seconde forme d'hypertrophie, qui, plus exactement, est une hyperplasie dans laquelle le gonflement est dû plutôt au développement anormal des éléments du tissu conjonctif, qu'au développement ou à la dilatation des vaisseaux de la muqueuse nasale. Cette forme d'hypertrophie ne se réduit que peu sous l'influence des applications de cocaïne. Il est certain qu'il existe certaines formes, probablement, même, les plus nombreuses, dans lesquelles l'hypertrophie et l'hyperplasie sont combinées en proportions variables.

Dans la première forme, le massage vibratoire peut rendre de très grands services. Je l'applique quelquefois, dans les premières séances, avec l'aide de la cocaïne à 10 %, lorsque la muqueuse est très sensible, mais surtout chez les malades craintifs. D'ordinaire, je fais la vibration, d'abord avec la solution de sublimé à 1 ‰, puis avec le baume du Pérou, qui m'a donné d'excellents résultats dans tous les états inflammatoires chroniques du nez et de la gorge. Les vibrations portent les médicaments dans toutes les parties du nez, les font mieux pénétrer dans la muqueuse que les badigeonnages les plus parfaits, et à cette action s'ajoute leur action mécanique propre, incontestable, puisque Freudenthal (38), dans cette catégorie d'affections, a obtenu des résultats très brillants, en appliquant le massage vibratoire sans aucun médicament ; aussi, les résultats sont-ils d'une extrême rapidité et ces vieilles rhinites sont-elles plus modifiées en six semaines ou deux mois, qu'elles ne l'avaient été par des années de traitement, au moyen du badigeonnage. Les applications doivent être faites tous les jours, au début, et ensuite, tous les deux jours ; car, de cette façon, le malade s'habitue mieux, éprouve moins de réaction chaque fois qu'il est soigné ; et, lorsque les séances se suivent de très près, la guérison se produit beaucoup plus rapidement ; c'est là un fait que j'ai nettement constaté.

L'électricité, sous forme de courants continus et de courants induits avec gros fil et interruptions moyennement fréquentes, est un excellent adjuvant du traitement.

L'emploi des douches nasales est au moins inutile ; les douches n'agissent qu'en nettoyant les parties les plus déclives de la cavité nasale, et encore, d'une façon très incomplète. L'action du courant liquide contribue fortement à accélérer le *relâchement* de la muqueuse ; et, en somme, la douche nasale, indépendamment de ses dangers pour les oreilles, de son action fâcheuse sur l'odorat, fait, dans cette affection, et, en général, dans toutes celles où les médecins et les spécialistes l'emploient d'une main si large, plus de mal que de bien à la muqueuse nasale ; dans l'ozène, nous l'avons vu, c'est une médication purement symptomatique qui, si elle n'est pas nuisible, est dépourvue de tout effet curatif. Les poudres diverses, astringentes ou caustiques, ne sont ici d'aucune utilité, au contraire.

Si la rhinite est accompagnée de polypes, il faut les enlever et cautériser au galvano leur point d'implantation. On doit également cautériser au galvano les parties de la muqueuse qui montrent des traces évidentes de dégénérescence myxomateuse ou les enlever, si elles sont assez volumineuses.

Les empyèmes chroniques des sinus, que l'on rencontre si souvent, en même temps que ces rhinites purulentes, peuvent être influencés heureusement par le traitement du nez ; mais il ne faut pas trop escompter ce résultat, on doit rechercher soigneusement ces affections et les traiter séparément. On sait que, par la guérison d'un

5

sinus malade, qui déverse constamment le pus à la surface de la muqueuse nasale, les inflammations de cette muqueuse peuvent guérir ; mais souvent, il arrive aussi que, même dans les cas où la muqueuse n'est atteinte que secondairement, elle est assez malade pour exiger, même après la guérison du sinus, un traitement spécial et particulier. Les ulcérations de la muqueuse nasale que l'on constate dans cette forme de rhinite, guérissent très rapidement sous l'influence du massage.

Dans la syphilis du nez, les ulcérations de la muqueuse seront très rapidement guéries par des vibrations au sublimé à 1 °/₀₀ ou avec une pommade mercurielle. Il faut, bien entendu, s'aider du traitement général de la syphilis, qui tient la première place.

La deuxième forme de rhinite chronique est aussi très heureusement et très rapidement influencée par le massage vibratoire ; on l'applique avec des solutions à 10 °/₀ de cocaïne et des pommades mentholées à 5 °/₀ ou à 10 °/₀. L'action du premier médicament, employé seul, est passagère ; celle du second, pour n'être pas négligeable, ne saurait être comparée aux résultats qu'on obtient en l'associant au massage. La muqueuse chaque jour se réduit, et la contraction, d'abord passagère, devient durable. On peut ainsi éviter bien des opérations de crêtes et de déviations de la cloison qui pouvaient, avec raison, être jugées utiles lorsque la muqueuse gonflée venait en contact avec ces saillies anormales et produisait des phénomènes d'irritation ; mais ces opérations ne sont plus nécessaires lorsque la muqueuse des cornets s'est rétractée d'une façon définitive. Nous pouvons, à propos de cette affection, renouveler, avec bien plus de raison encore, les critiques que nous adressions à la douche nasale. Les poudres irritantes et astringentes ou caustiques produisent une réaction toujours vive, le plus souvent pénible et sans aucun résultat sérieux. Le galvano-cautère a été la grande arme que médecins et spécialistes ont employée contre toutes les obstructions ou catarrhes chroniques du nez, et même, on peut le dire pour beaucoup d'entre eux, sans distinction, contre toutes les affections de cet organe. Disons de suite, pour n'avoir plus à y revenir, que dans l'hyperplasie de la muqueuse, c'est-à-dire dans ces formes de gonflement qui ne peuvent être réduites temporairement par l'action de la cocaïne et qui sont dues surtout au développement du tissu conjonctif, le massage vibratoire a peu d'effet. On peut l'essayer, cependant, et parfois il amènera des résultats dont pourront se contenter les malades, mais c'est en général au galvano-cautère, ou au couteau, ou aux cautérisations par l'acide trichloracétique que nous donnerons la préférence, dans ces cas ; ou bien c'est à eux que nous nous adresserons, si les vibrations sont restées inefficaces. Les cautérisations devront être faites avec prudence et modération, ni trop profondes, ni trop superficielles.

Dans la forme hypertrophique proprement dite, on s'est livré à une véritable orgie de cautérisations. Cette médication, appliquée sans modération, détermine souvent, malgré toutes les précautions antiseptiques que l'on peut, et que l'on doit prendre, de graves conséquences. Que d'empyèmes des sinus sont résultés de cette fureur ignée qui a sévi dans ces dix dernières années, que de cicatrices rétractiles douloureuses ont été ainsi produites! Ces cicatrices deviennent souvent, on le sait, le point de départ de réflexes pénibles, migraines, asthme et même crises épileptiques, et les patients, sans être guéris de leur affection primitive, se sont trouvés, à la suite du traitement, porteurs d'infirmités nouvelles. Si la cautérisation restait très superficielle, l'effet curatif était nul, ou à peu près, les malades restaient toujours disposés au coryza, avaient toujours le nez, ou tout au moins l'un des côtés du nez, fermé, conservaient leurs maux de tête et les autres symptômes pénibles, heureux lorsqu'ils ne les voyaient pas augmenter. Pour un cas d'amélioration produite par le galvano-cautère, on en compterait quatre non influencés et cinq rendus pires. Ces chiffres sont certainement loin d'être exagérés, au contraire, car bien des cas comptés comme améliorés par le médecin qui s'en rapporterait seulement à l'examen objectif, sont restés stationnaires, ou même ont empiré, si l'on s'en rapporte à l'appréciation, par le malade lui-même, de ses symptômes subjectifs ; ce qui constitue le véritable critérium de l'amélioration. Cette critique des méthodes employées contre les affections chroniques du nez est si juste, et les spécialistes sont si convaincus de leur absolue inefficacité, qu'il n'y en a peut-être pas un seul, je le crois du moins, qui ne ferait comme Bogdan, Laker ont fait, c'est-à-dire qui ne se refuserait énergiquement à s'en servir pour lui-même.

Le massage vibratoire doit être appliqué, dans ces cas, avec beaucoup de précautions, si l'on ne veut pas déterminer de réaction, de sensations désagréables, de maux de tête; dans les premières séances, surtout, il faut masser avec un petit tampon, ouvrir le nez progressivement et toujours pénétrer sans efforts. Chaque application ne doit pas durer plus de une à deux secondes; il faut tenir ses yeux fixés sur ceux du malade et se retirer dès les premiers indices de réaction. Dans ces conditions, le malade supporte beaucoup mieux les applications successives, qui seront, en moyenne, de huit à dix, pour chaque narine, dans une même séance.

Presque tous les cas seront très notablement améliorés, si le traitement est suivi avec régularité; si les vibrations sont exécutées d'une façon parfaite, il n'y aura aucun symptôme réactionnel, fâcheux; il ne se produit de maux de tête que lorsqu'elles sont mal exécutées. La muqueuse acquerra une grande résistance, deviendra beaucoup moins sensible; les rhumes deviendront rares et pourront même disparaître complètement; le malade respirera facilement, ne connaîtra plus ces migraines et ces incapacités de travail si fréquemment causées par les catarrhes chroniques du nez. A part les cas de rechutes graves, dus, le plus souvent, à des imprudences des malades ou à des conditions exceptionnelles, la guérison, après un traitement bien fait, durera au moins un an, et il sera prudent, à l'approche de l'hiver, de subir pendant deux ou trois ans une petite cure de massage vibratoire; dans ces conditions, et d'après les données acquises par tous ceux qui pratiquent le massage vibratoire depuis plusieurs années, la guérison paraît devoir être définitive. Il est même certain qu'elle peut l'être, après une cure unique de massage.

Il faut s'entendre sur ce mot guérison. Lorsque les malades atteints de catarrhe chronique du nez consultent, c'est que généralement leur muqueuse a subi des transformations telles qu'elle ne revien-

dra jamais à un état complètement normal, et que les symptômes
produits par sa maladie ont atteint un degré d'acuité incompatible
avec l'existence normale. Je dis qu'un malade est guéri lorsque les
symptômes qu'il éprouvait sont tellement atténués qu'il ne s'en plaint
plus et que sa muqueuse est fortifiée contre les nouvelles poussées,
à tel point qu'il ne s'enrhumera plus dans les conditions où il
s'enrhumait facilement d'ordinaire. C'est tout ce que peut, entre
nos mains, donner le massage vibratoire dans les affections catarrhales chroniques du nez, et le Professeur Chiari, son adversaire, a
reconnu déjà et reconnaîtra facilement encore, j'espère, qu'avec les
anciennes méthodes, on ne peut compter sur un pareil résultat. Si,
au contraire, les malades venaient demander au spécialiste ses soins,
à une période beaucoup plus précoce, il pourrait, sans trop s'enga-
ger, leur promettre une guérison absolument complète et définitive.

Le Dr Laker, atteint d'un catarrhe naso-pharyngien, a pu améliorer beaucoup son état en se massant lui-même ; autrefois il était
très sujet aux coryzas, actuellement il ne s'enrhume plus. Il avait
fait longtemps sur lui-même des badigeonnages à la cocaïne, sans
aucun résultat. Moi-même, je suis atteint, depuis l'enfance, d'un
catarrhe naso-pharyngien très violent, et j'ai toujours chaque
année cinq ou six coryzas très intenses ; depuis que je me vibre le
nez et bien que je me vibre irrégulièrement, je ne m'enrhume plus
par le nez. Malheureusement, je n'ai pu arriver à me vibrer le
pharynx, et l'amélioration très sensible qui s'est produite pour
mon nez, ne s'est pas manifestée pour ma gorge ; et, tout récemment encore, j'ai subi, aux premiers froids, une forte atteinte d'angine de Tornwaldt, qui s'est ensuite propagée vers les bronches et
le nez ; mais cependant, le nez a été infiniment moins atteint qu'il
ne l'est d'ordinaire. Depuis neuf mois que je me masse très irrégulièrement le nez, c'est la première manifestation qui se montre du
côté de cet organe devenu évidemment beaucoup moins sensible
qu'autrefois.

Je ne puis résister au désir de citer l'observation suivante qui
m'est communiquée par le Dr Laker, parce qu'elle se rapporte à
un confrère en spécialité, le Dr Bogdan, bien connu en Autriche.

« Il souffrait, depuis l'enfance, d'un catarrhe chronique, avec gonflement de la muqueuse nasale, qui s'étendait au larynx et à l'oreille
moyenne. Il était très sujet au coryza, éprouvait des céphalées
continuelles, des élancements du côté de l'antre d'Highmore et
toute la série des inconvénients liés d'ordinaire à cet état. *Il n'avait
jamais employé aucun des procédés thérapeutiques usuels, car son expérience lui avait montré qu'ils n'avaient aucune valeur.* Il fut massé par
Laker et guérit complètement. Le Dr Bogdan publiera lui-même son
observation, dans un article qui va paraître incessamment dans la
Wiener medicinische Presse. »

Le Professeur Lucæ, l'éminent spécialiste de Berlin, souffrait
depuis des années d'une rhinite chronique, qui déterminait chez lui
des réflexes très pénibles, migraines, etc. Quoique spécialiste très
distingué, il n'avait pu obtenir aucune amélioration. Il fut massé, en
1892, par Laker, apprit à se masser lui-même, et a pu, par ce traitement, obtenir une *guérison absolument complète*, qu'il a bien voulu
me confirmer lui-même [1].

TROUBLES NERVEUX DU NEZ

Les affections de cet ordre qui peuvent être le plus sûrement
influencées par le massage vibratoire, sont : l'hyperesthésie de la
muqueuse nasale, pouvant se développer au point de prendre les
caractères d'une véritable névralgie, les névropathies réflexes
d'origine nasale, et l'affection connue vulgairement sous le nom de
fièvre des foins. Dans tous ces cas, la technique est la même. Les

[1] « J'ai subi moi-même, avec courage et résignation des cautérisations
par le nitrate d'argent et le galvano-cautère. Je me suis insufflé dans
le nez des poudres astringentes ; j'ai abominablement souffert et n'ai
constaté aucune amélioration, bien au contraire. J'ai usé pendant
longtemps de la douche nasale, et si elle me procurait un certain soulagement momentané, je suis cependant convaincu que cette méthode
n'a pas été étrangère à l'exacerbation de mon état qui, en tout cas, est
toujours allé en empirant, malgré l'usage des douches. »

vibrations doivent être faites avec un tampon très mince, imprégné de cocaïne à 10 ou à 20 %; elles doivent être d'une extrême finesse et d'une extrême ténuité. Je crois que, dans ces cas, mon vibrateur pourra donner de très bons résultats. Ses vibrations sont rapides et d'une absolue régularité; elles sont, de plus, dépouillées de raideur et de brusquerie, puisque ce sont des ondes et non des chocs ; dans l'hyperesthésie et les névralgies de la muqueuse nasale, on peut, avec avantage, combiner les courants induits, de fil fin, à inter- ruptions très fréquentes, au massage vibratoire. Je ne suis pas encore en mesure de rien dire de très précis, quant à l'emploi de l'électricité et surtout des diverses formes de l'électricité dans les autres affections nerveuses de la muqueuse nasale ; les résultats obtenus sont encore trop incertains et semblent même, parfois, con- tradictoires. Mais l'efficacité des vibrations dans le traitement des névralgies ne pourrait être contestée ; les faits cités par Kellgren ne sont plus discutés. Braun (communication personnelle) a guéri une névralgie sous-orbitaire, par un très petit nombre de séances de vibrations faites sur la muqueuse qui recouvre la face antérieure du maxillaire supérieur, au niveau du cul-de-sac gingival. Dans la préface de ce livre, le Dr Braun nous dit avoir guéri par le massage vibratoire soixante-dix-huit cas de névralgie du trijumeau ; moi- même, en ai déjà guéri seize. Quant à l'électricité, que l'on applique, comme je l'ai indiqué précédemment, il faut l'employer avec les précautions ordinaires. Les malades ressentent le goût métallique, dans la bouche, et les nerfs dentaires sont fortement excités, sur- tout lorsque la sonde touche le plancher du nez ; souvent même, le simple massage vibratoire du plancher du nez, sans la combinaison de l'électricité, produit cet effet, mais ce sont là des phénomènes passagers et sans importance.

Lorsque la migraine, la toux spasmodique, le spasme bronchique dépendent de réflexes dont le point de départ est dans le nez, on peut souvent arrêter nettement les accès par de simples badigeon- nages avec une solution forte de cocaïne[1], et le Professeur François

[1] Mais les résultats obtenus par la cocaïne ne sont jamais durables.

Franck a démontré que l'on pouvait reproduire tous ces phénomènes par l'excitation expérimentale de la muqueuse nasale.

Les polypes du nez ont pu, dans certains cas, être considérés
comme la cause permanente de ces réflexes; et, en réalité, après
leur ablation, les phénomènes nerveux ont parfois disparu; d'autres
fois, ils ont persisté, soit que, bien que les polypes cussent été la
cause première, la muqueuse fût encore restée irritable d'une façon
permanente, soit que l'irritabilité de la muqueuse fût due à d'autres
causes. En effet, l'hypertrophie de la muqueuse, même isolée, ou
plus souvent en se combinant avec des déviations ou des crêtes de
la cloison, qui déterminent des contacts irritants, doit être considérée comme l'une des causes les plus fréquentes de ces réflexes.
D'autres fois, souvent même, la muqueuse ne présente que peu ou
point d'altérations permanentes; elle est seulement susceptible de
se gonfler plus ou moins sous l'influence de causes d'irritation, de
l'air froid ou chaud, de la poussière, d'actions réflexes dont l'œil
peut être le point de départ (lumière), ou qui peuvent venir de
divers points du corps; certaines excitations cérébrales, l'excès de
travail intellectuel, et surtout les idées érotiques, peuvent amener
également la turgescence de la muqueuse des cornets. Hack, il y a
une dizaine d'années, s'est emparé de ces notions justes pour en
conclure que les réflexes nerveux d'origine nasale étaient déterminés par la compression des filets logés dans la muqueuse, compression due à la turgescence des vaisseaux ou plutôt des lacunes
vasculaires de la muqueuse du cornet inférieur, qui y constituent
un véritable tissu érectile.

Guidé par cette vue simple, qu'il fallait détruire la cause de
l'irritation nerveuse, c'est-à-dire le tissu érectile, il conseilla sa
destruction complète par le galvano-cautère, sans se préoccuper le
moins du monde des autres conséquences possibles de cette destruction. L'application facile de cette médication radicale, au
moyen du galvano-cautère, plaisait trop aux médecins et même
aux spécialistes, pour que cette théorie, par trop simpliste, ne fût
acceptée avec le plus grand enthousiasme.

Ces opérations intra-nasales furent pratiquées pendant dix ans, sur une immense échelle. Durant cette période, médecins et malades furent, les uns et les autres, absolument suggestionnés. Les conditions de la suggestion étaient d'autant plus favorables, que le malade entretenu dans cette idée courante qu'il faut souffrir pour guérir, était prévenu qu'il devait souffrir après l'application, qu'il aurait une réaction plus ou moins durable. Sa maladie, il est vrai, empirait à chaque séance, mais malade et médecin le constataient presque avec joie, pensant y voir un symptôme favorable; et enfin, lorsque le traitement était fini, le malade attendait avec patience le résultat promis qui, dans l'immense majorité des cas, n'arrivait jamais. Le plus souvent, ou ce résultat était nul, ou bien, le plus souvent même, l'état du malade empirait; les filets nerveux trouvaient dans la cicatrice rétractile, fille de cette chirurgie intempestive, qui les enveloppait et les serrait étroitement, un ennemi autrement actif et pressant que dans le tissu caverneux érectile, simple fils de la nature. L'asthme redoublait, la migraine ne cessait plus; et dans quelques cas, des crises épileptiformes, dont la cause incontestable résidait dans les cicatrices nasales, rappelèrent aux médecins trop enthousiastes que la théorie de Hack n'était pas l'expression complète et absolue de la vérité.

Une réaction très sérieuse s'est déjà produite depuis plusieurs années; les médecins ont aujourd'hui reconnu, presque unanimement, que cette méthode donne lieu le plus souvent à des mécomptes, qu'elle est presque toujours inefficace et très souvent dangereuse. Cependant, elle était trop commode pour être abandonnée si vite; et, encore aujourd'hui, elle est employée sur une très grande échelle par les spécialistes entraînés par la force d'inertie de l'esprit de routine. Les malades ont beau souffrir de l'application de la réaction, ne constater aucun effet utile, ils viennent tous, même ces femmes nerveuses qui redouteraient une piqûre d'aiguille, et qui cependant recourent à la chirurgie avec un enthousiasme contagieux, offrir leur muqueuse nasale au platine rougi du galvano.

Tous les malades qui présentent les symptômes dont nous avons parlé, sont des nerveux et doivent recevoir un traitement général

convenable ; mais, dans ces cas, le massage vibratoire fait de véritables merveilles, sans jamais présenter aucun des inconvénients,
ou exposer à aucun des dangers du galvano. L'effet de la cocaïne
n'est pas durable, et au bout de peu de temps son action s'épuise ; il
n'en est pas de même du massage vibratoire.

Les migraines continues et l'incapacité au travail produites
par les maux de tête persistants, sont généralement calmées d'une
façon très durable par quelques applications de massage vibratoire.
Si les phénomènes se reproduisent au bout d'un temps plus ou
moins long, deux ou trois séances nouvelles suffiront, en général,
pour les faire disparaître. Le soulagement est si rapide, le passage
au bien-être est si subit, si exempt d'inconvénients, que les malades
peuvent contracter l'habitude de cette opération, et il se produit
une véritable massagomanie, dont le Dr Braun a observé plusieurs
cas bien marqués (communication personnelle). Plusieurs de ses
anciens malades, entièrement guéris, avaient pris du massage vibratoire nasal une telle habitude, qu'ils prétendaient ne plus pouvoir
s'en passer.

Quant à l'asthme d'origine nasale, on le guérira merveilleu-
sement, s'il n'est pas compliqué de lésions pulmonaires irrémé-
diables. Il ne faut pas entreprendre le traitement d'un malade et
lui rien promettre, tant qu'on ne l'aura pas vu et traité pendant
un accès. Si son asthme est véritablement et uniquement d'origine
nasale, l'accès sera coupé radicalement et on ne s'engagera pas
trop en promettant une guérison complète, après que l'on aura
fait un minutieux examen du poumon. Si l'accès n'est pas influencé
par le massage, si les lésions pulmonaires sont bien marquées, il
faut dire sincèrement au malade qu'on ne peut rien pour lui, ou
tout au moins que les résultats sont très aléatoires.

Il arrive souvent, nous l'avons déjà dit, que l'irritation nasale
est causée en partie par l'hypertrophie de la muqueuse, en partie
par des crêtes et des déviations de la cloison ; il se forme ainsi
par cette double cause des contacts irritants. Lorsque ces déviations
sont, d'une façon très nette, assez développées pour qu'on ne puisse
conserver aucun espoir de voir le contact cesser, par suite du dégon-

ſlement de la muqueuse que peut faire espérer le massage vibratoire, il faut opérer le plus tôt possible ces déviations. C'est seulement alors que le traitement de la muqueuse peut être efficace.

On sait qu'il peut exister à la surface de la muqueuse nasale des
zones hystérogènes ; je n'en ai jamais rencontré, mais il faut explo-
rer la muqueuse des personnes nerveuses avec beaucoup de précautions ; il est possible, peut-être, que par le massage vibratoire
très prudemment appliqué, soit à la main, soit au moyen du vibrateur, on puisse arriver à modifier l'état de ces zones.

FIÈVRE DES FOINS

Le retour périodique de la fièvre des foins peut être complètement empêché par le massage vibratoire, appliqué un peu avant
l'époque où elle revient, c'est-à-dire avant le moment de la florai-
son des graminées. On fera subir au patient un traitement par le
massage vibratoire, la cocaïne et le menthol ; ou même le massage
vibratoire appliqué seul, comme l'a fait Freudenthal (38).

J'ai actuellement sept observations absolument concluantes :
Deux malades traités en 1892 ont passé le printemps à la campagne
sans avoir aucune atteinte de leur affection périodique, à laquelle
ils étaient régulièrement sujets, l'un depuis sept ans, l'autre depuis
treize ans. Cette année, au mois d'avril, quelques applications ont
été faites par précaution, et les malades sont restés complètement
indemnes. Cinq malades ont été traités préventivement cette année
et n'ont pas eu leurs attaques ordinaires. Un sixième les a eues,
mais beaucoup moins fortes que les années précédentes ; il n'avait
été massé que douze fois. Il est extrêmement probable que l'année
prochaine, s'il s'y prend à temps, il sera absolument préservé. Je
fais généralement les applications avec la cocaïne 10 % et la
pommade mentholée, mais je crois que ces médicaments jouent
ici un rôle à peu près nul. Il faudra faire, la première année, une
trentaine de séances pour obtenir un résultat certain ; et pour les
années suivantes une dizaine, faites à titre préventif, suffiront.

Avant d'employer le massage vibratoire, j'ai appliqué contre la fièvre des foins et l'hydrorrhée nasale, toutes les méthodes connues, sans aucun résultat. J'ai beaucoup appliqué les cautérisations au galvano, et, dans aucun cas, elles ne m'ont donné aucun résultat sérieux.

Les résultats obtenus par Freudenthal concordent en tous points avec les miens ; s'ils sont moins complets, cela tient à ce qu'il n'a pas vibré ses malades avant l'époque critique. Je suis certain que l'année prochaine, en les vibrant préventivement, comme il dit, lui-même, avoir l'intention de le faire, et en employant un nombre de séances suffisant, il aura des résultats parfaits.

Braun et Laker ont obtenu exactement les mêmes résultats que moi. Je dois à leur obligeance la communication de plusieurs observations, et, l'un comme l'autre, ils ont vu la guérison se maintenir pendant plusieurs années après le traitement.

Le Dʳ Laker a bien voulu m'envoyer, tout récemment, les deux observations suivantes, fort intéressantes, et que, indépendamment de leur valeur, la courtoisie seule me ferait un devoir de publier, bien que, à mon avis, les récits détaillés d'expériences et d'observations ne doivent figurer, *in extenso*, qu'à titre exceptionnel, dans un travail scientifique.

1ᵉʳ cas. « La baronne T..., 20 ans, souffre depuis quatorze ans d'une affection catarrhale du nez, dont l'intensité va toujours en augmentant. Le nez est constamment fermé, par suite de l'hypertrophie et d'un gonflement plus ou moins fort de la muqueuse nasale. Pharyngite granuleuse très accentuée ; bourrelets latéraux fortement développés, rhumes très fréquents, accompagnés de conjonctivites. La malade est tourmentée par un asthme très pénible et un catarrhe bronchique. Depuis longtemps, à tout cela venait encore s'ajouter, de mai à juillet, une fièvre des foins très intense. Toujours, lorsque arrivait la saison chaude, le nez commençait à se fermer. La malade éprouvait des chatouillements dans le nez, il se produisait des crises d'éternuements, et bientôt apparaissaient de fortes attaques de fièvre des foins (surtout lorsque la malade s'exposait aux rayons du soleil), et qui revenaient plusieurs fois par jour. Ces crises, très pénibles, étaient accompagnées d'un perpétuel larmoiement. La sécrétion était souvent si abondante, que la malade mouillait jusqu'à cinq mouchoirs par heure. Elle était obligée de passer la journée dans une chambre fraîche et obscure. L'odeur de foin lui était extrêmement désagréable et déterminait même régulièrement chez elle une attaque. La malade avait suivi tous les traitements possibles, sans aucun résultat. Laker entreprit, sur elle, une cure très rigoureuse de massage de la muqueuse des voies respiratoires, d'avril à juillet 1892, et ce traitement amena la guérison complète de tous les symptômes. Bien que la malade s'exposât beaucoup au soleil, elle n'éprouva que dans les derniers jours de mai de légers symptômes de fièvre des foins, qui étaient loin de ressembler à de véritables crises. Le 9 juin, se produisit la première crise assez forte et qui dura toute la journée. Le 11 juin, nouvelle crise, pendant laquelle fut appliqué le massage vibratoire ; elle fut coupée immédiatement, bien que la malade ait été obligée de rester encore une heure exposée à la chaleur. La malade ressent encore une légère sensibilité dans le nez et dans les yeux. Ce fut la dernière manifestation qui se produisit. Le nez resta tout à fait normal pendant tout le mois de juin, et la chaleur du mois de juillet ne détermina aucune manifestation pathologique.

L'année suivante, le 30 mai, il se produit un léger malaise, le 13 juin, un coryza, et le 26 juin, une véritable crise de fièvre des foins qui me ramena la malade. Le massage vibratoire arrêta immédiatement cette manifestation, et depuis cette époque il ne s'en est plus produit une seule.

2° cas. « Le Dr S..., 33 ans, souffrait depuis dix ans d'une fièvre des foins très grave, particulièrement pénible pendant la saison chaude, jusqu'au milieu de juin. Il se produisait aussi quelques crises en automne. En été, le malade devait souvent passer toute la journée dans une chambre obscure, lorsqu'il voulait être à même de travailler. L'entrée subite de la lumière et de la chaleur déterminait immédiatement une crise. Dans la même journée, il se produisait souvent cinq ou six de ces attaques ; il souffrait en même temps beaucoup des yeux. Le traitement par le massage vibratoire des muqueuses fut appliqué en juillet 1892. Déjà, dès la seconde

séance, le malade constata une grande amélioration. Entre la
cinquième et la sixième séance, le traitement dut être suspendu
pendant une semaine, et dans cet intervalle le malade ne ressentit
aucune crise nouvelle. Au bout de huit séances, le malade fut
obligé d'arrêter son traitement. Il se considéra cependant comme
guéri, car il n'éprouva plus que de légers malaises, mais pas une
seule véritable crise. Au début, il croyait devoir éviter la chaleur
du soleil, plus tard il ne s'en préoccupa plus. La rapidité de la
guérison par le massage vibratoire, est très remarquable dans ce
cas. »

POLYPES

A la page 65, j'ai déjà dit que l'on devait enlever, par les moyens
chirurgicaux ordinaires, les polypes muqueux et les parties de la
muqueuse nasale atteintes de dégénérescence myxomateuse. On
sait combien sont fréquentes les récidives des polypes du nez,
même après les ablations les plus complètes et les cautérisations les
plus soigneuses. C'est que, lorsque la muqueuse nasale présente cette
disposition à la dégénérescence myxomateuse, les polypes semblent
devoir se reproduire presque fatalement. Cependant, j'ai observé
cinq cas, traités depuis plus d'un an, dans lesquels l'ablation des
polypes a été suivie d'une cure très sérieuse de massage vibratoire.
Il ne s'est produit aucune récidive, et la muqueuse ne montre
aucune disposition au relâchement. Ces résultats s'expliquent par
la transformation complète de la muqueuse au moyen du massage
vibratoire, qui détermine des modifications histologiques que j'étu-
dierai dans un travail spécial. Mais si le massage vibratoire est
appliqué sérieusement, après l'ablation des polypes, il est certainement capable de modifier la muqueuse et d'empêcher, au moins
dans beaucoup de cas, la récidive.

J'ai eu l'occasion de soigner trois cas de *nez bleu* par le massage
vibratoire : dans deux de ces cas, la congestion nasale a complètement disparu en moins de six semaines. Le troisième fut d'abord

— 79 —

heureusement influencé par le traitement, mais la congestion réapparaissait de temps en temps. Le malade fatigué d'un traitement qui ne donnait pas de résultats durables, me quitta au bout de deux mois. Le traitement n'avait pas été très régulier.

LE MASSAGE VIBRATOIRE DANS LES MALADIES DES YEUX

Il est aujourd'hui bien acquis que les affections chroniques de la muqueuse nasale retentissent énergiquement sur la muqueuse oculaire, par l'intermédiaire du canal lacrymal ; aussi, n'est-il pas surprenant que le traitement et la guérison de la muqueuse nasale par le massage vibratoire, amènent une amélioration rapide dans l'état du canal lacrymal et de la conjonctive, lorsque ces organes sont atteints secondairement. Ne voulant pas sortir de notre spécialité, nous nous en tiendrons ici à ces indications générales. Cependant, nous croyons devoir ajouter, que l'on pourrait faire avec avantage le *cathétérisme vibratoire* du canal lacrymal, au lieu de se borner à l'application de la sonde suivant la méthode ordinaire. Les résultats extrêmement remarquables que nous obtenons par le massage vibratoire de la trompe d'Eustache, rendent cette opinion plus que probable. On a déjà eu l'idée de faire du massage dans les affections chroniques de la muqueuse palpébrale, il est probable que le massage vibratoire, exécuté au moyen de mon vibrateur, donnerait, dans ces cas, de bons résultats.

CHAPITRE III

LE MASSAGE VIBRATOIRE ET ÉLECTRIQUE DES MUQUEUSES
DANS LE TRAITEMENT DES MALADIES DU PHARYNX

MALADIES AIGUËS DU PHARYNX

Je n'ai pas d'expérience personnelle sur les maladies aiguës du pharynx, mais je rappellerai, d'une part, que le massage vibratoire externe, et même le simple massage ordinaire, sont aujourd'hui employés avec succès, dans des cas aigus et à une période où ils étaient autrefois sévèrement proscrits; d'autre part, qu'en outre du cas du Dr Hribar, que Braun a publié (3), il a pu arrêter des angines au début, en faisant plusieurs massages très vigoureux avec des sondes imprégnées de cocaïne à 20 %. L'inflammation, l'œdème, la douleur ont cédé avec une très grande rapidité (communication personnelle)[1]. Dans les cas de ce genre, le massage externe d'Auerbeck, et le massage vibratoire externe devront être employés en même temps que le massage vibratoire interne. Leur usage est, d'ailleurs, très répandu en Suède.

PHARYNGITE SÈCHE

Parmi les affections du pharynx, celle-ci correspond le mieux à l'ozène nasal, qu'elle accompagne ; mais si nous avons conservé, dans ce travail, le nom d'ozène pour cette maladie du nez caracté-

---

[1] *Lorsque ces lignes ont été écrites, je n'avais pas encore reçu la préface du Dr Braun ; il y dit, lui-même, ce que l'on peut attendre du massage vibratoire interne, dans les affections aiguës du pharynx.*

risée par son odeur, bien que ce terme n'exprime en aucune façon
un complexus clinique défini, nous ne pouvons, dans le groupe des
pharyngites sèches, conserver ce terme d'ozène pharyngien. Le mot
ozène, qui implique nécessairement la mauvaise odeur, ne convient
ni pour le pharynx, ni pour le larynx, ni pour la trachée, puisque
les croûtes qui se forment dans ces régions ne sont jamais fétides.
Bien que la pharyngite sèche qui accompagne toujours l'ozène
nasal, se différencie légèrement des autres formes de ce genre, par
une quantité ordinairement plus grande de croûtes formées sur
place, il n'y a pas lieu de distinguer essentiellement cette pharyngite des autres pharyngites sèches ; c'est un terme ultime, auquel
paraissent aboutir, tôt ou tard, toutes les affections catarrhales du
pharynx. La muqueuse, dont les éléments enflammés tendent finalement à l'atrophie, se recouvre d'une couche brillante, semblable
à du collodion, qui se régénère rapidement après avoir été enlevée.
Les malades éprouvent constamment dans la gorge une sensation
de sécheresse et de corps étranger.

De toutes les maladies susceptibles d'être améliorées ou guéries
par le massage vibratoire, la pharyngite sèche est probablement la
plus résistante et la plus tenace, au point de décourager le médecin,
s'il n'a la certitude du résultat qu'il doit obtenir et qui consistera
toujours, comme minimum, dans une grande amélioration des
symptômes subjectifs ou objectifs que présente le malade. Le fait
suivant est typique à ce point de vue. Une jeune fille de vingt-quatre
ans, qui avait une pharyngite sèche très avancée, accompagnée de
grosses croûtes, en même temps qu'un peu d'ozène nasal, fut traitée
par moi, avec assez de régularité, dès le début de mon apprentissage
de masseur. Le nez guérit assez rapidement ; mais, quant à la gorge,
au bout de trois ou quatre mois, les résultats me paraissaient si médiocres, que je n'insistai pas pour la continuation du traitement. Au
bout d'un an, cette jeune fille revint me voir et me dit que l'état de
son pharynx s'était amélioré progressivement ; le traitement fut
repris, et s'il se forme encore un voile sur le pharynx, les symptômes
subjectifs sont tellement diminués, que cette malade, qui était devenue hypocondriaque, ne s'en plaint plus.

Il est impossible, cela va sans dire, de faire renaître dans une muqueuse atrophiée depuis des années, les éléments anatomiques qui y ont pour jamais disparu, mais on peut toujours lutter avec efficacité contre les progrès de l'atrophie, ranimer les vaisseaux et les glandes encore existants. On peut certainement faire mieux que de maintenir simplement le *statu quo*, et on peut obtenir surtout une grande amélioration des symptômes subjectifs. Lorsque l'atrophie est peu avancée, on pourra même espérer le retour à un état presque normal.

Le massage vibratoire de la gorge doit être rigoureux, exécuté avec des sondes courbées de façon à faire un peu ressort [1] (fig. VI, 1 et 3); on se servira alternativement de la solution d'iode dans la glycérine à 10 % et du baume du Pérou. Les courants continus avec quelques interruptions et renversements de courants seront ajoutés avec très grand fruit au massage vibratoire dans le traitement de cette affection.

Le traitement est long et doit être très régulier. Les sensations désagréables produites par la vibration disparaissent toujours immédiatement après l'application; la réaction momentanée du malade est très faible. Il faut toujours rechercher avec soin s'il n'y a pas de complications du côté des divers sinus et surtout du sinus sphénoïdal, et en faire le cathétérisme et l'irrigation, s'il y a lieu.

PHARYNGITE CATARRHALE CHRONIQUE

Cette affection si commune est caractérisée par une inflammation chronique de la muqueuse pharyngienne, la dilatation de ses vaisseaux, le gonflement de ses glandes, l'épaississement de son tissu conjonctif. Suivant que la pharyngite se montre avec un développement plus considérable des granulations glandulaires, ou une

[1] *Cette élasticité que possèdent les sondes de cuivre rouge, convenablement courbées fait que je les préfère, aux sondes de maillechort rigides et courbées à angle droit qui ont été proposées par Laker.*

hypertrophie plus marquée du substratum conjonctif de la muqueuse, on a voulu édifier des types cliniques que nous n'avons pas ici à discuter, mais qui aboutissent, le plus souvent, avec les traitements actuels, à l'atrophie et à la sécheresse finales.

La pharyngite catarrhale peut être liée à des causes générales, telles que l'arthritisme, l'hérédité dans une large mesure; à une respiration vicieuse dans la parole et le chant, ainsi que l'a surtout montré Lennox-Browne ; à la respiration buccale, par suite d'obstacles à la respiration nasale ; à la propagation des affections chroniques ou aiguës du nez ou du pharynx; à l'existence de maladies chroniques des sinus, en particulier du sinus sphénoïdal, qui déverse constamment à la surface de la muqueuse pharyngienne les produits de sa suppuration; aux poussières et gaz irritants inspirés par les malades. Telles sont les causes principales de la pharyngite, et l'étiologie doit toujours entrer en considération dans le traitement, qui doit être général, en même temps que local. On doit éviter la constipation et recourir aux dérivatifs intestinaux, sans cependant en abuser.

Le catarrhe chronique du pharynx est lié de la façon la plus intime au catarrhe chronique du nez et au catarrhe du larynx de la trachée et des bronches. Chaque poussée aiguë qui se produit du côté du nez se propage au pharynx et, à un degré variable, au larynx, à la trachée et aux bronches. Le catarrhe naso-pharyngien, indépendamment des désagréments qu'il cause en lui-même, tend toujours à descendre vers le bas, et tous ceux qui en sont atteints, peuvent être certains que tôt ou tard, et parfois déjà à une époque précoce, ils souffriront de la bronchite chronique, de la dilatation des bronches, de l'emphysème pulmonaire.

Les relations de la pharyngite chronique avec les maladies de l'estomac sont aujourd'hui bien connues, et le médecin devra en tenir compte dans son traitement.

Les relations entre les maladies chroniques du pharynx et les affections de l'oreille sont bien plus importantes encore, et nous les étudierons avec soin, dans un chapitre spécial. Si le traitement général rationel, ne doit jamais être négligé, on ne pourra compter que sur le traitement local, pour produire la curation complète et définitive.

Dans l'état actuel de la médecine, et malgré tous les efforts qui ont été faits, aucun des traitements préconisés, non seulement ne guérit le catarrhe naso-pharyngien et la pharyngite chronique, mais ne peut être considéré comme y apportant une amélioration sérieuse et durable. La douche nasale lave le fond du pharynx, et son action sur la muqueuse, lorsqu'elle est continuée longtemps, est, comme pour le nez, plus nuisible qu'utile. La seule forme de douche qui ait une certaine efficacité est la douche pharyngienne en jet, que l'on administre dans les stations thermales. Cette forme de douche agit probablement, uniquement par le massage, très imparfait d'ailleurs, qu'elle exerce sur la muqueuse pharyngée. Les cautérisations au galvano ou au nitrate d'argent déterminent une réaction très intense, des phénomènes inflammatoires très pénibles et même très douloureux, surtout avec le nitrate d'argent ; je le sais par expérience, et l'amélioration produite par ces diverses méthodes est généralement nulle. Les badigeonnages et les pulvérisations ne sont pas susceptibles, à la vérité, des mêmes reproches, mais ces médications anodines et banales n'aboutissent à aucun résultat. Qu'on ouvre tous les traités des maladies du nez et du pharynx, on verra que je n'exagère rien, et que tous les auteurs s'expriment avec le même découragement. C'est ce que dit Chiari, lui-même (22), qui, dans l'espèce, n'est pas suspect. Le massage vibratoire transforme, en un nombre relativement petit de séances, l'état des patients ; la sécrétion du naso-pharynx diminue, devient moins visqueuse, la sensation de corps étrangers et de picotement disparaît, ainsi que les maux de tête dus à la congestion de la base du crâne et du cerveau.

La pharyngite diffuse sera traitée par des massages assez vigoureux, exécutés dans le naso-pharynx, au moyen de la sonde recourbée, imprégnée de vaseline mentholée, puis de baume du Pérou. Il est rare que l'on ait besoin, pour cette région, de cocaïne. On reviendra quatre ou cinq fois dans le naso-pharynx, car il faut retirer la sonde dès que le malade manifeste de la réaction. On vibrera la *pars oralis* avec la sonde coudée (fig. VI, 2), la courbure étant

alternativement tournée vers le bas et vers le haut; il faut, en se
servant des mêmes sondes, vibrer avec très grand soin les replis latéraux du pharynx, les piliers, les amygdales et la face antérieure du
voile, qui participent ou concourent à l'état inflammatoire de la
région. Il faut, le plus souvent, dans cette région, employer la
cocaïne, en raison de l'énergie des réflexes provoqués. On doit
vibrer avec la rapidité de l'éclair, surveiller avec le plus grand soin
le malade et retirer la sonde avant que le réflexe ne se soit produit.
Cette région doit être vibrée la dernière, à cause de sa grande irritabilité, même après le larynx, lorsqu'on fait le massage général des
voies respiratoires supérieures. Il y a cependant beaucoup de malades qui sont doués d'une sensibilité beaucoup moindre du pharynx; chez quelques-uns même, en dehors des hystériques, le
pharynx est presque complètement insensible.

Quand il existe des granulations, même de forte taille, on peut
arriver à les faire disparaître sans cautérisation, en se servant de la
sonde droite, 2, sur laquelle la ouate forme un tampon aplati, très
serré et très élastique. On écrasera les granulations en appuyant
fortement, et à plusieurs reprises, l'extrémité de la sonde imbibée de
cocaïne, et en faisant en ces points une vibration très rapide, très
vive et très énergique. Sous l'influence de ce traitement, régulièrement continué, les granulations s'atrophient rapidement. Il faut
vibrer énergiquement les replis latéraux qui se sont développés par
suite de l'épaississement du tissu conjonctif; on les rend ainsi
plus souples. On peut les faire diminuer notablement, mais il faut
abandonner la prétention de les faire complètement disparaître,
surtout lorsqu'ils ont atteint un certain développement. Il est absolument inutile, et même nuisible, de traiter les granulations ou les
bourrelets latéraux par le galvano-cautère ou l'électrolyse. Le massage vibratoire, employé seul, donnera des résultats très supérieurs;
il conserve et régénère la muqueuse, dans la mesure du possible
et évitera les applications pénibles, les réactions douloureuses et les
cicatrices, qui sont l'apanage de la cautérisation. On peut améliorer
beaucoup, par le massage vibratoire seul, les états inflammatoires
caractérisés par un gonflement considérable des replis de la mu-

queuse, au niveau de la bourse de Luschka; mais s'il existe des kystes dans ces régions, lorsque la formation connue sous le nom de bourse de Luschka sera très développée, on ouvrira ces kystes; on ne négligera aucune des médications du traitement chirurgical, et on appliquera ensuite le massage vibratoire avec les solutions iodées ou le baume.

L'entrée du gosier est entourée d'un anneau de tissus adénoïdien, anneau de Waldeyer, qui présente de chaque côté des épaississements considérables entre les deux piliers, les amygdales, et qui est fermé vers le bas par une couche plus ou moins développée, située en avant de l'épiglotte, sur la base de la langue; qui remonte vers le haut, où elle constitue un nouvel amas fermant le cercle ou niveau de la voûte. Ce tissu est encore très développé près de l'orifice pharyngien de la trompe, dans les lèvres de cet organe, et on le retrouve jusque dans les parois de la caisse et des cellules mastoïdiennes; l'épaississement de la voûte porte le nom d'amygdale pharyngienne; celui de la base, d'amygdale buccale.

Il n'entre pas dans notre plan d'étudier les maladies chroniques de l'amygdale justiciables d'un traitement chirurgical. Mais les inflammations aiguës de cet organe pourront être traitées avec de bons résultats par le massage interne, combiné aux applications superficielles de pyoctanine et aussi aux injections interstitielles de cette substance.

Lorsque le tissu adénoïdien de l'amygdale linguale est très développé, les bourgeons peuvent parfois être enlevés avec l'anse chaude, ou froide. Lorsque leur volume est moindre, on les réduira beaucoup par le massage vibratoire seul, exécuté au moyen de la sonde indiquée à la page 37. On pourra combiner au massage la solution iodée à 10 %; les végétations diminuent rapidement de volume, et la congestion de la base de la langue disparaît plus rapidement encore. Ce traitement est applicable dans toutes les affections aiguës et chroniques de l'amygdale linguale.

Le tissu adénoïdien, que l'on trouve toujours dans la muqueuse de la voûte du pharynx, prend souvent un développement considérable. Lorsqu'il existe à proprement parler des végétations, il n'y a pas de doute, il faut les enlever au couteau ; mais lorsqu'il existe seulement une couche épaissie de ce tissu, formant à la surface de la voûte des rugosités, plutôt que des végétations, que doit-on faire ? Faut-il, comme le conseille Laker, essayer par le massage vibratoire de réduire l'épaisseur de cette couche et faire disparaître l'inflammation dont elle est le siège ? Je ne le crois pas ; je pense qu'il vaut mieux passer d'abord le couteau annulaire, raser la muqueuse, et exécuter ensuite le massage vibratoire avec la solution de glycérine iodée.

PARESTHÉSIE PHARYNGÉE

J'ai pu, comme plusieurs autres observateurs, obtenir des résultats très rapides par le massage vibratoire, dans la paresthésie pharyngée. J'ai déjà observé plus de trente cas, parmi lesquels j'ai obtenu vingt-quatre succès très nets. Plusieurs de ces cas avaient été traités longtemps sans résultat par des applications électriques, et si ces malades avaient été susceptibles de guérir par suggestion, la guérison aurait pu se produire aussi bien par ce procédé, pendant le traitement antérieurement subi, qu'à la suite des applications de massage vibratoire. Dans ce traitement, je combine au massage vibratoire du pharynx, des applications de courants induits, à fil fin et interruptions fréquentes.

Le massage vibratoire doit être essayé sur les ulcérations, syphilitiques ou non, de la bouche et de la langue. Je n'ai pas d'expérience personnelle à ce sujet, et je n'ai rien trouvé dans la bibliographie ; mais il est extrêmement vraisemblable, si nous nous en rapportons à ce que nous avons observé ailleurs, dans le nez et le larynx, par exemple, qu'il amènera une guérison rapide, en raison de son action excitante sur la nutrition des tissus malades, par l'intermédiaire des vaisseaux et des nerfs.

CHAPITRE IV

LE MASSAGE VIBRATOIRE ET ÉLECTRIQUE
DES MUQUEUSES
DANS LE TRAITEMENT DES MALADIES DE L'OREILLE

Une méthode thérapeutique qui peut modifier d'une façon aussi certaine les affections catarrhales aiguës, subaiguës ou chroniques du nez et du naso-pharynx, et augmenter leur résistance, ne saurait être considérée comme indifférente au point de vue des maladies de l'oreille. Les rapports entre les maladies du nez, du pharynx et celles de l'oreille sont aujourd'hui des notions banales. On sait que le tiers des hommes souffre précocement ou tardivement d'affections catarrhales de l'oreille, se manifestant par de la surdité ou tout au moins de la dureté de l'ouïe, des bourdonnements, du vertige, etc. Ces affections proviennent, dans l'immense majorité des cas, d'une inflammation du nez et du pharynx propagée par la voie des trompes d'Eustache.

Les bons effets du traitement rationnel des maladies chroniques du pharynx et du nez sur les affections de l'oreille, se feront surtout ressentir lorsqu'on aura appris aux parents l'importance qu'il y a, non seulement pour l'avenir des bronches de leurs enfants, mais surtout pour celui de leurs oreilles, à faire disparaître les affections catarrhales chroniques du nez et du pharynx. Le traitement sera d'autant plus efficace, que l'affection sera moins invétérée et les lésions moins profondes. On peut d'ailleurs, avec de la patience, faire accepter le massage vibratoire du nez et du pharynx à la plupart des enfants à partir de cinq à six ans.

Le massage vibratoire peut être appliqué de quatre manières dans le traitement des affections de l'oreille : 1° directement sur l'orifice pharyngien de la trompe et sur les lèvres de cet orifice ; 2° directement, sur les parois de la trompe; 3° indirectement, par l'intermédiaire de l'air, sur la membrane tympanique et les osselets ; 4° directement, sur la membrane du tympan.

On peut masser l'orifice pharyngien de la trompe, ainsi que ses lèvres, par la voie buccale et par la voie nasale. L'entrée et les bords de l'orifice tubaire ne sont pas atteints et influencés de la même manière par les deux modes de massage; aussi, doivent-ils toujours être employés successivement, dans la même séance. Pour masser par la voie buccale, on courbe la sonde de la manière indiquée par Kessel pour faire le cathétérisme par voie buccale. Pour masser par voie nasale, il faut donner à la sonde la courbure des cathéters ordinaires.

En vibrant par voie buccale, ce sont surtout les lèvres de la trompe que l'on peut atteindre; par la voie nasale on pénètre mieux dans l'orifice de la trompe lui-même. Pour y arriver, on se sert des mêmes méthodes et des mêmes points de repère que pour faire le cathétérisme ordinaire. Il est probable, et ce n'est pas la première fois que cette idée est émise, que le cathétérisme de la trompe doit son action thérapeutique, en même temps à l'effet de la douche d'air, et en même temps au massage de l'entrée de la trompe par le bec du cather; l'action de ces deux causes doit varier suivant la nature de l'affection traitée, dans une proportion qu'il est difficile de définir.

Par le massage des lèvres de la trompe, on diminue certainement leur gonflement et on agit énergiquement sur leur état inflammatoire aigu ou chronique. Le massage de l'entrée même de la trompe diminue l'inflammation catarrhale, rend cette entrée plus perméable ; on peut le constater au bout de deux ou trois séances et même parfois dès la fin de la première. En effet, l'air qui ne pénétrait pas ou qui pénétrait très difficilement, arrive beaucoup plus facilement dans l'oreille moyenne. Lorsque le bout de la sonde se trouve engagé dans l'orifice tubulaire, le patient ressent dans l'oreille des petits chocs correspondant à chacune des vibrations.

En outre de l'action produite sur l'état catarrhal de la trompe et de ses lèvres, le massage de l'entrée de la trompe détermine une cessation très rapide des bourdonnements. Dans l'otite catarrhale subaiguë ou chronique, la diminution des bourdonnements est très rapide et se maintient, dès le début, plus d'une journée, mais à chaque application nouvelle, l'action se prolonge davantage. Le massage vibratoire agit dès sa première application, sur la surdité et surtout sur les bourdonnements ; il faut donc admettre que c'est par une action réflexe immédiate, à laquelle s'ajoutera ultérieurement l'action modificatrice plus lente, produite sur l'état catarrhal. Les bourdonnements de l'otite scléreuse sont modifiés, mais d'une façon beaucoup moins sensible, par le massage de l'entrée des trompes ; il est probable qu'il s'agit alors uniquement d'une action réflexe, dont l'action, malheureusement, autant que j'ai pu en juger, est passagère. Ce massage convient particulièrement aux otites catarrhales subaiguës et chroniques. On pourra aussi le pratiquer avec fruit dans l'otite aiguë, mais seulement si l'on est très exercé et en usant des plus grandes précautions.

L'objection me fut faite par un confrère à qui je communiquais ces faits, que l'amélioration des bourdonnements pouvait s'expliquer par l'action de la cocaïne. Je massai l'entrée des trompes avec des sondes simplement imprégnées de vaseline, et j'ai obtenu exactement les mêmes effets qu'en me servant de cocaïne; mais les applications étaient un peu plus désagréables pour les malades sensibles.

Le massage vibratoire de la trompe elle-même, peut être fait en introduisant une bougie en celluloïde (Urbantschitsch), à extrémité renflée, jusqu'au niveau de l'isthme de la trompe et en lui imprimant les mouvements du massage vibratoire. Ce procédé a déjà été appliqué depuis longtemps par Urbantschitsch ; il a surtout été repris par Laker. J'en ai fait moi-même de nombreuses applications. Urbantschitsch fait 200 vibrations par minute; Laker en fait 600, je me contente toujours de 400. On s'assure par une insufflation d'air et l'auscultation, que le cathéter est bien en place ; on y introduit une bougie de taille variable, sur laquelle sont inscrits les repères, le point correspondant à l'entrée de la bougie dans la trompe et à 2 c. 1/2 en arrière, un autre point de repère; l'espace compris entre les deux repères correspond à la longueur totale de la trompe. On choisit une bougie assez fine pour traverser l'isthme, même rétréci, et dès que l'on a senti par la résistance éprouvée qu'on a franchi ce point, on imprime les vibrations à la sonde en la retirant lentement ; on emploie chaque fois des sondes un peu plus volumineuses. Les résultats sont extrêmement supérieurs, ainsi que je l'ai constaté avec Urbantschitsch et Laker, à ceux que donnent la dilatation forcée, et la réaction est bien moindre. Les séances devront durer une minute et demie à cinq minutes, plus courtes au début; la réaction devra toujours être très faible, il ne faudra jamais forcer le passage.

Dans le catarrhe subaigu de la caisse et de la trompe, on assurera généralement, en deux ou trois séances, la permanence de l'ouverture de la trompe ; on permettra ainsi, non seulement l'application plus efficace du cathétérisme, mais la circulation continuelle de l'air, dans l'intervalle des applications du cathéter, condition très importante pour la guérison du catarrhe de la muqueuse tympanique.

Le massage de l'isthme agit sur les bourdonnements qui existent en même temps que le catarrhe de la caisse, de la même façon que le massage isolé de l'entrée de la trompe. Il y a donc tout avantage à combiner ces deux méthodes entre elles et à la douche d'air, dans les cas indiqués. Les mêmes raisons que nous avons déjà données font supposer que cette action particulière du massage vibratoire est surtout due à des actions réflexes, ce qui, d'ailleurs, est la seule explication vraisemblable pour l'action sur les bourdonnements qui accompagnent la sclérose. Dans la sclérose, le massage vibratoire de l'isthme produit, comme les vibrations de l'entrée de la trompe, une amélioration très sensible, mais malheureusement elle est souvent passagère ; les bourdonnements de l'otite catarrhale sont calmés très rapidement et d'une façon bien plus durable, par le double massage de l'isthme et de l'entrée de la trompe, et disparaissent complètement par ce traitement.

Dans les affections aiguës de la caisse et de la trompe, lorsqu'il existe déjà des signes tympaniques d'accumulation de liquide séreux ou purulent dans la caisse, Laker recommande encore le massage de l'isthme. Il faut alors exécuter ce massage avec une grande prudence et une grande légèreté, il y a évidemment tout avantage à assurer la permanence de l'orifice tubaire, mais il ne faut pas se faire illusion sur la possibilité de l'écoulement complet des liquides pathologiques tympaniques par la trompe. On pourrait expliquer d'une autre manière l'action du massage de la trompe. On sait combien est fréquente l'altération de la muqueuse tympanique par trophonévrose ; il est possible et même probable que cette sensibilité spéciale, si grande, pourrait être mise en éveil dans un sens favorable au rétablissement des conditions normales de la nutrition, par les vibrations, dont l'action se ferait sentir à distance. Ce sont là certainement des hypothèses, mais qui cadrent très bien avec ce que nous savons de la physiologie et de la pathologie de la muqueuse tympanique et des séreuses, avec lesquelles cette muqueuse présente tant de rapports. Je rappellerai également, pour confirmer ces hypothèses, que j'ai des observations très précises, montrant que la muqueuse des cavités accessoires du nez peut être influencée très réellement par le massage vibratoire du nez ; et la muqueuse de la caisse présente, comme on le sait, de nombreuses analogies avec celle des cavités accessoires. Les résultats que l'on pourra espérer du massage de la trompe ne devront jam   à mon avis, empêcher de pratiquer l'incision précoce du tympan, dans les conditions où elle paraîtra indiquée [1].

---

[1] *J'extrais d'une lettre du Dr Laker, mon très distingué confrère de Graz, lettre datée du 11 octobre 1893, les indications suivantes, qui ont d'autant plus d'intérêt, que Laker est, jusqu'ici, l'observateur qui a fait les plus importantes applications du massage vibratoire aux maladies de l'oreille.*

« Dans les affections aiguës de l'oreille moyenne, le massage vibratoire de l'entrée et de l'isthme des trompes permet d'éviter la paracen-

Garey et Houghton (19 et 20) ont, au moyen du phonographe, Wilson (30), des plaques téléphoniques, fait subir à la membrane du tympan, par l'intermédiaire de l'air, des pressions assez fréquentes et assez rapides, pour que l'on puisse dire qu'ils appliquent le massage vibratoire. Cette méthode diffère essentiellement du massage relativement très grossier, opéré au moyen de l'instrument de Delstanche, autant que le tapotement et l'effleurage diffèrent du massage vibratoire externe. Elle diffère de la même manière des compressions alternatives faites avec le doigt sur le tragus et qui ont été proposées par Hammel.

Cette forme de massage vibratoire a été appliquée par Garey et Houghton contre la surdité et les bourdonnements. Les résultats publiés par ces auteurs semblent être extrêmement favorables; en tout cas, cette nouvelle méthode mérite d'être sérieusement étudiée.

Nous proposerons, tout d'abord, une modification de la méthode de Hammel, qui consisterait à faire des vibrations sur le tragus avec le doigt, et déjà cette méthode nous a donné des résultats supérieurs au massage simple de Hammel, dans le traitement des bourdonnements. Gerst, il y a longtemps déjà, exécutait avec succès le massage par effleurage des parties latérales du cou, contre les bourdonnements. La technique de ce procédé a été très perfectionnée par Zaufal. La méthode que je propose combinerait le massage du tympan, par l'intermédiaire de l'air emprisonné dans le

tèse du tympan, dans beaucoup de cas où elle aurait dû être faite, et assure la guérison d'une façon beaucoup plus complète. On constate ce résultat de la manière la plus frappante dans les EXANTHÈMES AIGUS *qui exigent si souvent ce sacrifice :* LE MASSAGE VIBRATOIRE DES MUQUEUSES PEUT, SURTOUT DANS LA ROUGEOLE, D'APRÈS MES OBSERVATIONS, LORSQU'IL EST EMPLOYÉ A TEMPS, AMENER UNE GUÉRISON ABSOLUE DE L'OREILLE, DONT LE SORT EST TOUJOURS AU MOINS DOUTEUX, ET QUI, LA PLUPART DU TEMPS, GARDE LES TRACES DES INJURES QU'ELLE A SUBIES. *Dans les cas chroniques, le massage du canal tubaire a une action très puissante, qui dépasse de beaucoup en efficacité, celle du simple tubage.* »

conduit, aux actions réflexes, importantes, de l'avis de tous les
auteurs, que développe le massage de la peau, dans cette région.

Je reprocherai à la méthode Gadrey d'employer un instrument
coûteux, peu maniable; je ferai le même reproche à celle de Wilson.
A ces deux méthodes, et surtout à cette dernière, je reprocherai,
en outre, l'emploi de vibrations sonores. Il me paraît évident qu'on
doit chercher à faire surtout du massage vibratoire du tympan et
de la chaîne des osselets, et à n'employer, autant que possible, que
des vibrations douées d'une force mécanique suffisante et dépouillées de leurs qualités sonores. Si les vibrations sont accompagnées
de sons trop intenses, les applications seront très pénibles et même,
comme le montre l'expérience des cornets acoustiques métalliques,
les bruits et les sons intenses achèveront très rapidement de détruire les restes de la sensibilité du nerf acoustique, souvent di-
minuée, dans les cas où l'on emploiera le massage vibratoire externe.

M. Mathieu m'a construit un instrument basé sur ces indications,
qui pourra être mis en mouvement par mon vibrateur ou par les
vibrations manuelles, fournir des vibrations au nombre de 1,000 à
2,000 par minute, vibrations presque complètement dépouillées de
leurs qualités sonores et dont la force, ainsi que la fréquence,
pourra être réglée.

Cet instrument est une sorte de tambour formé de deux bagues
glissant à frottement l'une dans l'autre et entre lesquelles on peut
tendre, au degré voulu, une peau très mince. La bague interne se
fixe sur des tubes du spéculum de Siegle. J'applique directement
la tige vibrante sur la membrane ou bien sur l'extrémité d'un levier
repoussé par un ressort, et dont l'autre extrémité vient frapper sur
la membrane.

Je crois que la première manière de procéder est préférable à la
seconde; cet instrument vient seulement d'être construit, et je n'ai
pu encore en faire une étude clinique complète; mais les premières
indications paraissent cependant favorables.

Dans les cas où le tympan n'est pas trop sensible, je fais le
massage vibratoire direct, au moyen de l'instrument que je vais
décrire. Sur la double bague dont je viens de parler, montée sur

les tubes de Siegle, est tendue une bande de caoutchouc, pas trop large, afin que l'on puisse bien voir la membrane tympanique. Cette lame est percée en son centre d'un trou, dans lequel passe à frottement une tige grêle de maillechort, maintenue dans l'axe du spéculum par un support fixé à la bague. Cette tige se termine vers l'intérieur par une pelote de caoutchouc durci, que l'on met, sous l'œil, en contact avec le manche du marteau ; on applique légèrement la tige vibrante de mon vibrateur sur la membrane de caoutchouc, qui transmet les vibrations par l'intermédiaire de la tige au tympan.

Je fais encore, avec mon vibrateur et un contact en caoutchouc durci, dont la forme lui permet de pénétrer dans le conduit auditif externe en l'obturant, un massage vibratoire qui agit sur le tympan par l'intermédiaire de l'air, et qui fait en même temps le massage vibratoire du tégument de l'entrée du conduit.

Je n'ai pas encore fait de ces dernières méthodes une étude assez complète pour pouvoir me prononcer sur leur valeur thérapeutique. J'espère que dans mon « *Traité des maladies de l'oreille* », qui va paraître dans quelques mois, je pourrai m'exprimer d'une façon définitive à ce sujet.

Je demande la permission d'ajouter, à la fin de ce chapitre, l'observation suivante, très importante et toute récente : Une malade de trente-trois ans, atteinte de syphilis depuis douze ans, a été soignée par moi, à mon cabinet, du mois de mars au mois de juin. La malade présentait un catarrhe intense de la trompe, une diminution notable de la perception aérienne et de la perception cranio-tympanique. Les bourdonnements étaient très forts, presque intolérables ; je lui fis suivre un traitement général et lui appliquai les douches d'air. Le résultat sur le catarrhe et les bourdonnements fut médiocre. Cette malade revint au mois d'octobre peu améliorée. Je lui fis le massage vibratoire de l'entrée de la trompe et de la trompe elle-même ; dès la première séance, les bruits qui étaient très forts disparurent immédiatement, et cela avant l'application du cathétérisme. Le lendemain, la malade revint, les bruits n'avaient pas reparu. Le traitement fut appliqué pendant quinze jours, quotidiennement ; il est actuellement arrêté depuis quinze jours. La malade, depuis la première séance, n'a plus observé une seule fois ses bourdonnements et se considère comme guérie. J'observe à ma clinique une malade dans des conditions tout à fait semblables, et les choses se passent exactement de la même manière.

———————

CHAPITRE V

LARYNGITE ET TRACHÉITE SÈCHES

La laryngite sèche et la trachéite sèche avec croûtes, que nous plaçons en première ligne, parce qu'elles correspondent à l'ozène nasal et se développent simultanément, ont été traitées avec succès par Braun. Je n'ai pas eu l'occasion d'observer ou de traiter ces affections. Le massage, dans ce cas, doit se faire avec une sonde laryngienne, autour de laquelle on enroulera fortement la ouate, et les médicaments que nous avons recommandés pour le traitement de l'ozène. La glotte étant fermée, on fera un massage relativement vigoureux, à la surface des cordes et de tout le larynx ; puis, la glotte étant ouverte, on massera la région sous-glottique et le haut de la trachée ; on pourra, suivant le conseil de Laker, donner à l'extrémité de la sonde la forme d'une baïonnette. Braun a guéri, en six semaines (3), une jeune fille qui avait de l'ozène nasal, chez laquelle le pharynx et la glotte étaient indemnes, mais dont la région sous-glottique était couverte de croûtes développées à un tel point, qu'elles compromettaient la vie de la malade et que le Dr Escher, chirurgien en chef de l'hôpital de Trieste, se préparait à faire la trachéotomie.

AFFECTIONS AIGUES DU LARYNX

A part quelques observations de Braun (communication personnelle), je ne trouve dans la science aucune observation concernant le traitement des affections aiguës du larynx, par le massage vibratoire interne. Cependant, je crois qu'il y a lieu de l'essayer, avec une extrême prudence, surtout dans les inflammations aiguës graves de la glotte, compliquées d'œdème, et en combinaison avec le massage externe, qui, appliqué depuis longtemps, donne par lui-même des résultats très sérieux et bien étudiés [1].

AFFECTIONS CHRONIQUES DU LARYNX

Dans les affections catarrhales chroniques du larynx et les troubles de motricité de cet organe, le massage vibratoire donne de très brillants résultats. Je ne puis rentrer ici dans des détails étendus sur l'étude clinique des affections du larynx que le massage vibratoire interne peut guérir ou améliorer; cela ne rentre pas dans le plan de ce travail. Je n'ai pas la prétention de poser ici autre chose que des jalons, et surtout de donner les indications pratiques du massage vibratoire. Si tous les médecins peuvent prétendre à masser le nez, surtout le pharynx, il est évident que, seuls, les laryngologistes pourront exécuter le massage vibratoire interne du larynx. C'est là une application délicate, mais qui ne présentera

[1] *Ces lignes ont été écrites avant que je n'aie reçu la préface de Braun; il pense actuellement que, dans tous les cas aigus, même les plus graves, de pharyngite et de laryngite, avec œdème et suffocation, le massage vibratoire pourra rendre les plus grands services et éviter souvent la trachéotomie. Cependant, la méthode est encore à l'étude, et, dans ces cas graves, on devra se tenir toujours prêt à faire la trachéotomie; mais c'est un devoir, avant de recourir à ce procédé radical, d'essayer les applications de massage vibratoire.*

pas pour eux de difficultés très considérables. Il faut d'abord arriver directement, à l'aide du miroir et sans toucher aucun point de la muqueuse, à appliquer la sonde sur les vraies cordes vocales réunies et formant un plan résistant, et ensuite à faire pénétrer la sonde entre les deux cordes vocales, qui se renferment et la serrent entre elles. Ces petites manœuvres qui n'exigent d'autre mérite spécial que de l'habitude et de la légèreté de main, ne pourront être tentées par des médecins non exercés à la pratique constante du laryngoscope.

Les vibrations appliquées à la surface des cordes devront être exécutées, dans la plupart des cas, avec une grande légèreté, si ce n'est dans les vieux catarrhes chroniques, avec épaississement notable de la muqueuse des cordes. Les vibrations devront être combinées à des mouvements d'effleurages toujours très délicats, excepté dans ce dernier cas. La sonde doit être tenue dans la main par l'intermédiaire d'un manche ; il serait impossible de la tenir directement d'une manière assez solide. Mais il est très difficile de mesurer exactement l'énergie de l'effort exercé ; et je crois, comme tous ceux qui sont familiers avec l'emploi du massage vibratoire, qu'il est bien difficile à un débutant d'éviter de produire des ecchymoses sous-muqueuses ou tout au moins une très vive irritation du larynx. Quelque grande que soit la pratique du laryngologiste, il n'évitera jamais, au début, les pressions trop rudes sur la région aryténoïdienne ; il se produit, à la suite de ces interventions incorrectes, une gêne de la déglutition, passagère il est vrai, mais qui détournera de nombreux malades du traitement ; et cependant ce n'est pas au massage vibratoire qu'il faut imputer ces inconvénients, car ils ne sont jamais produits par une main très exercée.

Le massage de la surface des cordes est généralement, à lui seul, insuffisant ; il doit être complété par le massage du bord des cordes et de leur portion sous-glottique. Les cordes embrassent plus ou moins fortement la sonde, à laquelle on imprime des mouvements de va-et-vient antéro-postérieur, en même temps qu'on produit les vibrations transversales. Dans ce cas, mon vibrateur peut donner de bons résultats. Le volant excentrique étant placé horizontalement, il fournit des vibrations transversales très rapides et très énergiques. Le massage vibratoire du larynx, dans la plupart des cas, devrait se faire sans médicaments. Lorsque le larynx est très sensible, on emploiera une solution de cocaïne à 10 %; lorsque les cordes sont très épaissies, j'imprègne la ouate des sondes d'une solution de chlorure de zinc à 5 %.

Mon expérience personnelle a porté jusqu'ici presque uniquement sur le catarrhe chronique du larynx, avec parésie des tenseurs des cordes vocales. Le massage vibratoire a amélioré l'état des cordes et de leurs muscles; les cordes écartées l'une de l'autre au milieu du larynx en boutonnière, par suite du relâchement ou de la parésie des tenseurs, reprennent, au bout de deux à trois semaines de traitement, la plus grande partie de leur tonicité; l'espace limité par leur écartement se rétrécit et la voix devient meilleure. Les succès les plus rapides ont été obtenus dans les laryngites subaiguës, avec infiltration des cordes vocales, en deux semaines de traitement. Sur un grand nombre de cas traités, je ne compte que des succès rapides; à part deux, cependant, qui ont été très lents à guérir, mais qui ont aussi guéri. L'infiltration a toujours disparu très rapidement.

Les troubles de la motricité, dus, comme dans les affections que nous venons d'indiquer, aux altérations des muscles sous-jacents à a muqueuse (paralysies et parésies myopathiques), peuvent se compliquer de troubles de la conductibilité des nerfs du larynx (paralysies périphériques), qui existent aussi d'une façon indépendante. Dans tous les cas, même ceux qui paraissent exclusivement dus à des parésies myopathiques, il est bon de combiner au massage vibratoire interne le massage externe d'Auerbeck, qui se fait en renversant en arrière le cou des malades, et en pratiquant avec les deux mains, des frictions dans le sens centrifuge. Ces frictions doivent être faites sur la peau imprégnée d'une petite quantité de vaseline; mais, auparavant, on fera toujours le massage vibratoire externe des nerfs laryngés supérieur et inférieur, suivant la méthode de Kellgren, massage qui doit être exécuté à sec.

Le médecin qui pratiquera le massage vibratoire interne, se souviendra que, parmi les exercices que nous avons recommandés pour faire l'éducation de la main et entretenir son habileté, figurent le massage sur la table ou la cuisse, exécuté dans les mêmes conditions que le massage vibratoire externe de Kellgren ; il devra donc être capable de faire ce massage externe des nerfs du larynx, complément indispensable du massage vibratoire interne, dans les parésies myopathiques, partie essentielle du traitement dans les autres parésies ou paralysies périphériques.

Le massage d'Auerbeck active la circulation lymphatique, diminue la congestion ou l'inflammation du larynx. Le massage vibratoire de Kellgren agit dans le même sens, en rétablissant la conductibilité nerveuse, et probablement aussi par une action à distance sur les centres nerveux susceptibles d'être actionnés par ces applications périphériques, ainsi que le montrent les résultats obtenus par Masucci dans les paralysies hystériques [1]. Le massage vibratoire externe doit être appliqué à sec (Kellgren). On vibre le nerf laryngé supérieur en appliquant le pouce et l'index entre la grande corde de l'os hyoïde et le bord supérieur du cartilage thyroïde, ainsi que le montre la figure X, empruntée à Kellgren. Pour faire les vibrations du nerf laryngé inférieur, on inclinera la tête du côté du nerf que l'on veut masser, on introduira l'index entre le bord antérieur du sterno-cleïdo-mastoïdien et la trachée, dans la région la plus déclive du cou, et l'on massera en comprimant le nerf sur la trachée.

Il n'existe pas de traitement rationnel ou efficace des affections chroniques du larynx et de ses troubles hypocinétiques, il n'existe pas davantage de système rationnel hygiénique, augmentant l'endu-

[1] *Le Professeur François Franck (communication personnelle) a vérifié une observation très intéressante d'Heidenhain, qui montre à quel point les manœuvres du massage peuvent retentir jusque sur les centres nerveux. Il a observé une modification très sensible de la tension vasculaire du cerveau à la suite d'un simple massage par effleurage, pratiqué sur la cuisse des animaux en expérience.*

rance et l'énergie du système neuro-musculaire du larynx, qui soit comparable au système de Ling, qui est employé avec tant d'avantages et d'une façon si sûre pour les autres muscles du corps. Les exercices vocaux ne réalisent cette gymnastique que d'une façon bien incomplète et bien imparfaite, car ils donnent plutôt de la sou-

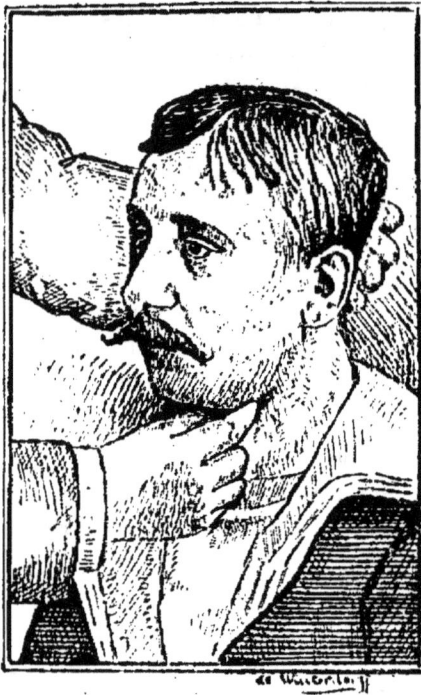

Fig. X. — Empruntée à Kellgren (2). Elle montre la position de la main dans le massage vibratoire du nerf laryngé supérieur.

plesse que de la force. Pour développer les muscles des athlètes et de tous ceux qui se livrent à un exercice énergique de tous leurs muscles ou des muscles d'une région du corps, pour maintenir leur performance, pour faire disparaître la fatigue, on a constaté, depuis la plus haute antiquité, l'efficacité du massage appliqué d'une façon correcte. Les diverses formes du massage externe et de la gymnastique, si perfectionnées par les Suédois, sont en train de devenir,

même en France, le principal élément de réparation d'une généra-
tion épuisée et neurasthénique.

On comprend enfin que la thérapeutique du mouvement qui ne
laisse comme souvenir de son application qu'un surcroît de forces
emmagasinées et une excitation de la nutrition, est supérieure à la
plupart de ces prétendus toniques, qui ne sont en réalité que des
excitants, dont l'action perfide est toujours suivie d'une réaction
et d'une dépression des forces de l'organisme. Comment peut-il se
faire que l'on n'ait pas songé, pour l'organe vocal des orateurs, des
chanteurs et des professeurs, ces athlètes du larynx, à créer une
hygiène et une méthode d'entraînement analogues à celles qui sont
éprouvées depuis longtemps pour les autres organes neuro-musculaires et que l'on ait préféré employer des stimulants perfides, dont
le plus célèbre, en même temps que le plus dangereux, est la coca?

Il existe toute une méthode d'entraînement et d'hygiène du larynx
à créer, par la thérapeutique du mouvement et de l'électricité.
Lorsque je faisais ma traduction de « *Voice, Song and Speech.* La
Voix, le Chant et la Parole, » de Lennox Brown et Behnke, le meilleur livre écrit sur ces questions, j'ai été frappé de l'insuffisance ou
plutôt de la nullité des méthodes. Certes, les exercices vocaux sont
utiles et nécessaires, ils donnent surtout de la souplesse au larynx ;
mais on pourrait, en même temps qu'eux, appliquer le massage
local, comme on l'emploie chez tous ceux qui se livrent aux autres
exercices corporels. Avec la collaboration d'une personne intelligente
et observatrice, qui a bien voulu me permettre, avec une grande
patience, d'expérimenter sur elle-même, j'ai essayé de fonder les
bases d'une méthode rationnelle d'entraînement et d'hygiène du
larynx, à l'aide des diverses formes de massage.

Mlle J. S..., jeune fille de vingt-deux ans, un peu anémique, professeur de piano et de chant, souffrait d'un catarrhe assez léger du
larynx. Il n'y avait ni paralysie, ni même parésie d'aucun des
muscles du larynx, mais la voix était disposée à se voiler et cette
jeune fille supportait difficilement les fatigues de sa profession.

Durant ses vacances, je lui fis prendre un repos absolu de quinze
jours; chaque jour, pendant ce temps, je lui fis, matin et soir

une triple application du massage vibratoire interne, du massage d'Auerbeck et de massage vibratoire externe des nerfs laryngés supérieurs et inférieurs. Mlle X... reprit ensuite ses travaux dans des conditions tout à fait nouvelles ; son larynx avait une souplesse et une énergie qu'elle ne lui connaissait pas. Le traitement fut continué pendant quatre mois, de la façon suivante : tous les deux jours, le matin à 8 heures, je lui faisais une application de massage interne, et le soir, vers 9 heures, je lui appliquais les deux massages externes du cou. Depuis cette époque, Mlle X... n'a jamais eu la voix enrouée. Après quelques excès de travail, elle vient parfois se faire masser et tout rentre dans l'ordre.

J'ai fait sur elle une expérience qui ne manquait pas d'intérêt et qui intéressera certainement tous ceux qui se livrent à la parole et au chant. Mlle X... fit, un jour, sur ma demande, un véritable excès de travail vocal ; je l'avais laissée six jours sans massage d'aucune sorte ; le soir et le lendemain son larynx était sérieusement fatigué. Je lui fis répéter la même expérience quelques jours plus tard, après six applications quotidiennes de massage interne et externe ; l'expérience fut prolongée deux jours et le travail fourni fut énorme. Je faisais le massage vibratoire interne et externe deux fois par jour. Pendant la durée de l'expérience et les jours suivants, Mlle X... n'a pas ressenti la moindre fatigue.

Ces expériences me paraissent concluantes. Je crois donc que toutes les personnes qui se livrent au chant ou à la parole, pourront tirer le plus grand avantage des diverses applications du massage laryngien, qui peut être considéré comme complétant, avec les exercices respiratoires et phonatoires connus, la gymnastique du larynx.

Le massage fortifiera la voix des personnes bien portantes ; probablement même, il permettra, dans certaines conditions, de gagner des notes et surtout d'éviter d'en perdre prématurément. Lorsque le larynx sera fatigué, que les cordes auront perdu leur souplesse, que la muqueuse laryngienne sera irritée ou même enflammée par suite d'efforts trop violents et d'un travail excessif, ou encore par suite de l'action du froid, ou pour les deux causes combinées, le massage fera disparaître très rapidement cet état congestif et parétique. Je crois, de plus, que les personnes qui devront, à un moment donné, faire un grand effort vocal, soit de chant, soit de parole, pourront s'entraîner très efficacement, en subissant, pendant les deux ou trois jours qui précéderont le travail, des séances de divers massages, matin et soir. Le matin du jour où elles chanteront et peu de temps après avoir fini leur travail, elles subiront le massage d'Auerbeck et le massage vibratoire externe des laryngés ; le lendemain matin, il sera bon de faire l'application des trois massages pour rendre au larynx toute sa souplesse.

Un avenir prochain montrera d'une façon éclatante, j'en ai la pleine confiance, que si quelques détails de ce plan de traitement cinétique du larynx peuvent être modifiés, l'idée fondamentale de cette méthode, à laquelle j'ai été conduit par l'observation et la théorie, persistera. On trouvera probablement de très grands avantages à combiner l'électricité au massage, dans cette hygiène cinétique du larynx ; jusqu'ici, je n'ai pas encore eu le loisir de faire cette étude.

Dans toutes les branches de l'hygiène, ne voit-on pas abandonner le dangereux système des excitants ; la cocaïne, que l'on a surtout recommandée pour le larynx, est le pire de ceux que l'on pourrait employer. On substitue partout, à l'abus des médicaments, le plein air, l'exercice, la gymnastique, le massage ordinaire et le massage vibratoire, qui constituent un élément des méthodes de Ling, si en honneur dans le Nord. Pourquoi le larynx, qui est un organe neuro-musculaire, exactement comme un bras ou une jambe, ne pourrait-il profiter d'une méthode qui s'est montrée si efficace pour ces organes ? Ces raisonnements sont si évidents, si frappants, que, malgré les habitudes invétérées et la routine, il y a lieu de penser qu'ils produiront quelque effet sur le cerveau de ceux qui sont particulièrement intéressés à les comprendre.

Le massage externe du larynx, d'Auerbeck, est facile à appliquer et l'on n'a guère à redouter l'effet fâcheux d'une application défectueuse ; il n'en est pas de même des deux autres méthodes. Le massage vibratoire externe des nerfs laryngés, pour être efficace, doit être appliqué avec une technique parfaite ; s'il y a de la raideur dans la main, de l'irrégularité dans la production des vibrations, non seulement il est inutile, mais il devient dangereux, et il déterminera de l'irritation nerveuse et de la toux.

Dans la tachychardie, l'arythmie, le massage vibratoire externe, constamment employé en Suède, s'il est bien appliqué, se montre un merveilleux régulateur; s'il l'est mal, il détermine des syncopes. Le larynx, pour réagir d'une manière moins frappante que le cœur, n'en est pas moins d'une extrême sensibilité vis-à-vis du massage vibratoire externe. Mais tous ceux qui feront du massage vibratoire interne, sans avoir l'habileté professionnelle des masseurs de la peau, devront cependant être suffisamment exercés pour exécuter correctement le massage vibratoire externe des nerfs laryngés.

L'application du massage vibratoire interne du larynx est, certainement, bien plus délicate encore. J'ai signalé ses difficultés et les inconvénients auxquels on s'expose, si on l'applique avec une main non exercée. Certes, les laryngologistes savent que la tolérance du larynx est extrême, qu'il supporte tous les outrages et qu'il oublie rapidement toutes les injures; mais cela n'est plus exact, lorsque l'on considère dans le larynx l'instrument délicat et sensible du chanteur ou de l'orateur. Un massage vibratoire interne mal fait, pourra condamner à l'impuissance le patient, pour un temps parfois assez long ; il faut l'appliquer toujours très légèrement, au début, et tâter la susceptibilité du sujet.

Le larynx est fréquemment le siège d'ulcérations qui peuvent dépendre de la laryngite simple, de la tuberculose et de la syphilis. Le diagnostic entre ces diverses causes est souvent difficile; il est cependant important; car, pour la syphilis et la tuberculose, il est essentiel d'instituer un traitement général. Le traitement local, par le massage vibratoire, suffira à guérir les ulcérations dues à la laryngite simple; il permettra également la guérison rapide des ulcérations dues à la syphilis ou à la tuberculose, ce qui ne veut dire, en aucune façon, que par le massage vibratoire on ait la prétention de guérir la syphilis ou la tuberculose, mais bien leurs manifestations locales. On peut admettre, dans ces divers cas, que le massage vibratoire active la circulation sur la paroi ulcérée, augmente la vitalité de la muqueuse, lui permet de réparer plus facilement ses pertes ; et, lorsqu'il existe une invasion microbienne, de repousser l'ennemi avec avantage.

Le massage vibratoire des ulcérations de la laryngite catarrhale doit se faire avec la cocaïne à 10 ou 20 %, d'abord ; je me sers ensuite du baume du Pérou, qui, à son action antiseptique, joint une action favorable, bien connue, sur l'état inflammatoire des muqueuses. Je masse les ulcérations tuberculeuses avec la cocaïne, puis l'acide lactique à 10 ou 20 %. Je masse les ulcérations syphilitiques avec la solution de sublimé à 1 %₀ et le baume du Pérou.

La guérison des ulcérations tuberculeuses du larynx sous l'influence du massage vibratoire et de l'acide lactique se produit avec une très grande rapidité, déjà constatée par Braun et Félici. Dans l'état actuel de la science, c'est, de beaucoup, l'intervention la plus efficace (et en même temps dénuée de tout danger), qui puisse être appliquée contre la tuberculose laryngée.

Le Professeur Masucci, de Naples (25), a étudié avec soin le traitement de plusieurs formes de paralysies du larynx ; mon expérience personnelle sur ce côté de la question est encore peu étendue. Je lui laisse la parole :

« Les progrès très considérables faits dans la connaissance des paralysies du larynx n'ont été suivis d'aucun progrès dans la thérapeutique. Comme le dit Gerhardt, les divers traitements proposés ont fait naufrage et sont tombés dans la mer de l'oubli ; de ce naufrage, l'électricité seule s'est sauvée, l'électricité qui, aujourd'hui encore, sous des formes très variées, est administrée, et quelquefois avec succès, dans différentes variétés de paralysies hypocinétiques du larynx. Et actuellement, par bonheur, continue Gerhardt, à l'électricité vient s'ajouter le massage, destiné, dans un avenir peut-être fort prochain, à nous donner, dans diverses formes de paralysies, principalement dans les formes hystériques, rhumatismales et, j'ajoute, infectieuses, des résultats supérieurs à ceux que nous pouvions espérer. »

Suivent huit observations typiques, se rapportant aux diverses formes de la paralysie laryngée :

« 1° Paralysie du crico-thyroïdien, névrite du laryngé supérieur. Jeune homme, vingt-cinq ans ; voix grave, dépouillée de ses notes hautes. L'ouverture de la glotte paraissait ondulée. Anesthésie de la plus grande partie du larynx et du pharynx ; massage vibratoire interne du larynx et du pharynx combiné au massage d'Auerbeck. Séances faites à jour passé. Au bout de quatre semaines, guérison de la paralysie ;

• 2° Paralysie des adducteurs de la corde vocale droite, à la suite d'influenza. Aphonie complète ; massage vibratoire de la corde droite. Guérison en dix séances.

• Mais c'est surtout dans les paralysies hystériques des cordes vocales, que le massage m'a donné des résultats merveilleux, de telle sorte que, pour cette catégorie de paralysies, je puis pleinement confirmer ce qu'Auerbeck a avancé sur ce sujet ;

« 3° Paralysie bilatérale (crico-aryténoïdiens latéraux), d'origine hystérique, des cordes vocales. Massage vibratoire interne et massage externe d'Auerbeck. Guérison rapide ;

« 4° Parésie unilatérale des thyro-aryténoïdiens internes seulement car l'orifice de la glotte présentait une ouverture ovoïde. Chanteuse ayant souffert de catarrhes laryngés qui l'avaient obligée de quitter la scène. Massage vibratoire ; après quelques séances, la parésie avait disparu ,

« 5° Paralysie complète du récurrent droit, avec aphonie, chez un jeune homme de treize ans, ayant souffert de la rougeole. Massage vibratoire. Guérison relativement rapide ;

• 6° Paralysie unilatérale, complète, du récurrent. Jeune fille de quinze ans ; la voix devint rauque. Grande amélioration par le massage vibratoire ;

« 7° Dans les spasmes combinés, les résultats furent médiocres ;

« 8° Parésie du crico-thyroïdien postérieur. Howard a guéri par le massage deux cas, de ce genre, de nature hystérique. J'ai guéri un cas semblable, également de nature hystérique. »

Les résultats obtenus par Masucci sont d'un très grand intérêt ; ils montrent quelle est la valeur du massage vibratoire dans les paralysies laryngées, et l'intérêt qu'il y a pour la science et la thérapeutique à continuer ces applications, dans une catégorie d'affections, contre lesquelles nous étions, jusqu'ici, à peu près désarmés.

Dans la plupart des applications du massage vibratoire interne aux affections du larynx, on devra adjoindre l'électricité, qui était déjà appliquée seule, avec succès, dans ces cas avant qu'il ne fût question du massage vibratoire interne. Elle constitue un très utile adjuvant du massage vibratoire interne, mais elle est loin d'égaler sa valeur thérapeutique.

CHAPITRE VI

ÉTUDE BIBLIOGRAPHIQUE DU MASSAGE VIBRATOIRE
ET ÉLECTRIQUE DES MUQUEUSES

1888. (1) ARVID KELLGREN. — A case of [post-diphteritic paralysis treated according to the system of Ling. (*Medical Press and Circular, juillet.*)

Dans cet article, écrit à propos de la guérison rapide d'une paralysie post-diphtéritique, obtenue dans le service du professeur Mœbius, par le massage vibratoire, Kellgren donne quelques indications sur le système de Ling.

1889. (2ᵃ) ARVID KELLGREN. — Vortrage über Massage. (*Wien statisticher Sanitœtsbericht über die k. u. k. Kriegsmarine für das Jahr 1888. Wien, 1889.*)

1890. (2ᵇ) ARVID KELLGREN. — The technic of the Ling's system manual treatment as applicable to surgery and medecine. (*J.-J. Pentland, Edinburgh and London.*)

Kellgren décrit dans ces deux livres les manœuvres du massage externe, par shaking et par vibrations, que Braun a appliqué plus tard au massage interne des muqueuses.

SHAKING. — La partie de la main qui, pendant les manipulations

8

du shaking, entre en contact avec le corps du patient, est la phalange distale d'un ou de plusieurs doigts; et ce doigt ou ces doigts doivent être appliqués *délicatement* et non pas en appuyant. Le mouvement part de l'articulation du coude du manipulateur, où se produisent de légers mouvements de flexion et d'extension. Entre cette articulation et les dernières phalanges des doigts, les os de l'avant-bras, du poignet et des mains, avec leurs articulations intermédiaires, agissent, pour ainsi dire, comme les anneaux d'une chaîne à travers laquelle un mouvement ondulatoire se propage jusqu'à la partie massée.

Le mouvement de la main est très rapide. Les jointures ne doivent pas être raides, mais dans une extension juste suffisante pour que l'élasticité puisse s'exercer et ne soit pas gênée. Si ces indications ne sont pas remplies, la manipulation devient difficile et pénible pour le malade, fatigue ses muscles, en raison de la douleur et de la gêne qui lui sont causées ; et le shaking, ou bien a des conséquences fâcheuses, ou tout au moins n'a aucun effet utile.

Cette forme de massage provoque et active la résorption ; elle stimule, fortifie, et diminue la douleur par son pouvoir de réduire la congestion et l'inflammation, et elle augmente la sécrétion des glandes.

VIBRATIONS. — Les vibrations ne sont, en réalité, que de fins mouvements de shaking.

La surface palmaire de la main et des doigts est employée dans cette manipulation (voir la fig. 33 de Kellgren). Ici, comme dans le shaking, il y a flexion et extension du coude, mais les mouvements sont beaucoup plus petits. L'articulation du poignet ne doit avoir aucune raideur ; les mouvements qui s'y produisen doivent se rapporter uniquement à l'abduction et à l'adduction, c'est-à-dire à la flexion cubitale et radiale de la main, qui repose immobile sur la partie du corps que l'on vibre, jusqu'à ce que le massage en ce point soit terminé. Les vibrations sont produites par la succession rapide des mouvements. Les mouvements d'extension et de la flexion dans le poignet, engendrent une pression. Nous n'avons pas besoin d'insister sur les effets fâcheux que peut avoir la pression dans divers cas, par exemple sur un cœur faible.

Comme les vibrations sont souvent employées pour guérir la douleur, il est évident que ni la main, ni le poignet du masseur ne doivent être raides. En effet, on perd ainsi tout l'avantage de la méthode, si l'on tombe dans ce défaut; d'autre part, si les vibrations sont bien faites, elles soulagent d'ordinaire la douleur, quelle qu'en soit la cause. La contraction des muscles du masseur doit être si légère, que c'est à peine si on la ressentira, en appliquant la main sur son bras.

Dans aucun cas, les vibrations ne doivent être produites par une forte contraction continue de l'épaule, du bras et de la main. Lorsqu'elle est ainsi faite, l'opération est pénible, et l'opérateur perd la sensation délicate et précise de la pression qu'il exerce. De plus, il est impossible de faire des applications de quelque durée, même pendant quelques minutes. L'effet sur un cœur faible est aussi mauvais que celui de la flexion et de l'extension du poignet, sinon pire. Le patient ressentira toujours de la douleur, et il peut arriver qu'il tombe en syncope.

Voici quelques exemples qui permettront de reconnaître la différence qui existe entre un mouvement produit par une forte contraction des muscles du bras (qui, naturellement, entraîne avec elle la raideur de la main et du poignet), et la véritable manière de procéder que je viens de décrire :

1° Appliquez la main sur la cuisse : dans la première espèce de manipulation, il faut une très forte contraction des muscles pour mettre en mouvement les masses musculaires de la cuisse, il ne se produit pas de vibration, juste au-dessous du point d'application de la main, le champ des mouvements produits est beaucoup plus petit; tandis que si on emploie la bonne méthode, la main repose légèrement sur la surface de la cuisse, les vibrations la pénètrent, on les ressent dans les couches sous-jacentes, et elles se propagent au loin.

2° Vous pouvez faire des vibrations sur la face antérieure du thorax et les ressentir avec l'autre main appliquée sur le dos du palient; lorsque le bras et la main sont raides, vous ne sentirez rien[1].

3° Placez un verre d'eau au milieu d'une table de moyenne grandeur ; appliquez les vibrations à la surface de cette table et si l'eau se porte en masse d'un bord à l'autre du verre, c'est que les vibrations sont mal faites ; si elle s'agite seulement au centre du verre, c'est qu'elles sont bien exécutées. *Ceci peut donner une idée de la délicatesse qu'ont, en réalité, ces mouvements, et de l'indication de leur emploi dans des troubles où le shaking et les manipulations du massage ordinaire doivent entièrement rester hors de cause.*

Les vibrations ont une efficacité bien plus considérable que le shaking, pour déterminer la résorption et pour diminuer la douleur, ces deux symptômes que l'on observe dans les congestions et dans les états inflammatoires aigus ou chroniques.

— (3) BRAUN. — Massage beziehungsweise Vibration der Schleimhaut der Nase des Nasenrachenraumes und des Rachens (*Communication faite au Congrès de Berlin. «Allg. med, cent. Zeitung», n° 72, 6 sept ; traduit par Luc dans les «Archives internat. de laryngologie», octobre*).

Cette communication renferme, remarquablement présentée et résumée, toute la question du massage vibratoire interne des muqueuses; nous ne l'analyserons pas ici, parce que nous avons eu souvent dans notre livre l'occasion d'y faire allusion et que

[1] *Il est bon, pour apprendre à exécuter le massage vibratoire interne ou pour s'entretenir la main, d'employer ce procédé, en même temps que ceux de la table et de l'enregistreur de Marey ; mais les mouvements sont un peu différents dans les deux méthodes ; et ceux qui ne font que du massage vibratoire interne ne peuvent prétendre à l'extrême habileté que peuvent atteindre ceux qui se sont préparés par un long exercice à la pratique du massage vibratoire externe, et qui l'appliquent journellement. Cependant, ils doivent toujours être à même d'exécuter le massage vibratoire externe des nerfs laryngés.*

tous ceux qui s'intéressent à cette question ne peuvent se passer de la lire in extenso.

— (4) Von Cederschiœld. — Ueber die locale Massage der Schleimhaut der Nase, des Nasenrachenraumes, des Rachens und der Tuba Eustachii. (*Allg. med. cent. Zeitung*, n° 88, 1er nov.)

Von Cederschiœld a traité avec succès une centaine de malades par le massage de la muqueuse des voies respiratoires ; son procédé, cependant, diffère beaucoup du massage vibratoire, et, quoique supérieur au simple badigeonnage, est inférieur à ce dernier. Malgré cela il a obtenu de très bons résultats.

— (5) Herzfeld. — Massage bei Hals und Nasenkrankheiten. (*Deutsche med. Zeitung*, n° 89, 6 novembre.)

Herzfeld a constaté dans les laryngites simples, sans granulations, ni pharyngite latérale, l'amélioration du catarrhe par le badigeonnage. Il a observé que cette amélioration se produit quel que soit le médicament employé ; il pense donc qu'elle est due au massage de la muqueuse, que l'on fait sans s'en douter, et qui agit favorablement sur la circulation et les conditions de nutrition des glandes.

Pour appliquer le massage vibratoire, il a construit des sondes terminées par une extrémité en caoutchouc, mobile, grâce à un ressort intérieur. Ces sondes sont mises en mouvement par le tour des dentistes, ce qui supprimerait le long apprentissage nécessaire pour l'application de la méthode de Braun.

Il a obtenu par le massage vibratoire de très remarquables résultats dans la paresthésie pharyngée, déjà après une à trois séances ; excepté chez quelques malades très nerveux où les symptômes ont été, au contraire, exagérés.

Les résultats furent excellents dans les formes catarrhales ; lorsqu'il existait de grosses granulations ou de la pharyngite latérale,

— 118 —

II. faisait, au préalable, des applications de galvano-cautère. Dans la pharyngite sèche, il n'a pas eu de résultats ; il pense que les succès brillants obtenus dans cette affection par Braun, sont dus à ce que les malades traités par ce dernier, étaient encore à la période de début. Dans ces cas, il recommande vivement l'emploi de l'iode, appliquée en même temps que le massage.

— (6) Hœffinger. — Ueber Vibrationsmassage der Nasen und Rachenhœlenschleimhaut (*Allg. Wien. med. Zeit.* 2, 9, 10 *décembre, n° 48, 49, 50*).

Hœffinger signale, sans critique ni discussion, treize cas de catarrhe naso-pharyngiens, accompagnés de phénomènes nerveux subjectifs, dans lesquels il a obtenu de très bons résultats par le massage vibratoire.

1er cas. Catarrhe naso-pharyngien amélioré rapidement par le massage du nez et de la gorge ; le nez s'ouvre et la respiration se fait mieux. Il y a en même temps du catarrhe de la trompe. Hœffinger fait le massage de l'entrée de la trompe, le catarrhe diminue. Les insufflations d'air s'opèrent plus facilement, les bruits diminuent et l'audition s'améliore.

2e cas. Mlle H..., 28 ans, catarrhe pulmonaire, asthme, catarrhe bronchique, léger emphysème, catarrhe naso-pharyngo-laryngien, hypertrophie de la muqueuse nasale, de la tonsille gauche ; a suivi de nombreux traitements sans résultats. Après la première vibration, respire mieux ; et, au bout de peu de temps, retour à l'état normal.

Tous les autres cas ressemblent à ceux-là ; le résultat général a été l'amélioration rapide de tous les symptômes subjectifs et objectifs que présentaient les malades. Ces résultats ont été obtenus en trois, quatre, huit, douze jours, tout au plus au bout d'un mois. Dans tous les cas, les applications du massage vibratoire ont été combinées à celle des eaux de Gleichenberg, dont l'efficacité est incontestable.

1891. (7) Berthold. — (*Communication au « Verein f. Wissen. Heilkunde zu Kœnigsberg ». Analysée rapidement dans « Berlin. klin. Woch », n° 8, février*).

Berthold fait au congrès de Königsberg une communication qui ne nous est connue que par la « *Berliner klinische Wochenschrift,* » où il est simplement dit qu'il a employé les méthodes de Braun et de von Cederschlöid sans résultat. Avec Chiari, cet auteur est le seul qui conclue contre le massage vibratoire.

—(8) Volpe.— *Arch. intérnaz. d. spec. Medic. Chir., 1-15 avril.*

Dans ce travail que je n'ai pu me procurer, Volpe se déclare partisan du massage vibratoire qu'il a appliqué sur ses malades, pour des cas et dans des conditions que je ne puis malheureusement pas indiquer, n'ayant pas lu son mémoire.

— (9) Laker. — Die Heilerfolge der inneren Schleimhaut-massage, bei den kronischen Erkrankungen der Nase, des Rachens, des Ohres und des Kehlkopfes (*Communication faite au Congrès médical de Steïermark, publiée le 1er mai dans « Osterreichischen Ærztlichen Vereinzeitung » Wien*).

Dans cette première communication, L... expose les bons résultats qu'il a obtenus par l'application du massage vibratoire de Braun. Tout ce qui a été dit par Laker dans ce travail, se retrouve dans son important mémoire cité plus loin (13).

— (10) Demme. — Ueber ozœna (*Communication à la Société de laryngologie de Berlin, analysée dans « Deutsch. med. Woch », 12 novembre 1891. Discussion dans le n° 40, 6 octobre 1892, du même journal*).

Demme a employé à la clinique de B. Frænkel, de Berlin, dans le traitement de l'ozène, le massage vibratoire, en même temps qu'une pommade composée de pyoctanine et lanoline 20 %. Il a ainsi obtenu des résultats très supérieurs à ceux que donnent les autres méthodes. Dix cas ont été absolument guéris; il n'y en a pas un seul qui n'ait été beaucoup amélioré. Les cornets redeviennent normaux, comme taille et comme aspect; trois fois même, il dut faire des cautérisations pour réduire le cornet inférieur, qui s'était hypertrophié à la suite du traitement; l'odeur disparaît toujours; les croûtes persistent souvent plus longtemps, mais elles finissent par disparaître. Les sensations désagréables, névralgies, migraines, ont cessé très rapidement, et le plus souvent d'une façon définitive.

Comme complications, Demme a observé de l'angine lacunaire, la périostite des os du nez. Parfois, dans les premiers jours, l'application du traitement produisait des céphalalgies ressemblant à celles que détermine la réplétion des sinus.

Supplément écrit au moment de la publication. — Le traitement durant en moyenne de trois à quatre mois, Demme a dû cautériser sept fois des cornets qui, d'atrophiés qu'ils étaient, au début du traitement, étaient devenus hypertrophiés. Il n'a pas eu un seul insuccès.

— (11) Norval H. Pierce. — A brief communication on nasal vibration (massage), with report of cases (*Journal of the American Association. Chicago, 10 octobre*).

Pierce a traité, chez le professeur Chiari, six cas d'ozène; il leur a appliqué le massage vibratoire, cinq fois par semaine, pendant deux mois. Pierce cessa ensuite de les observer, mais le traitement fut continué pendant six autres mois. Toutes les indications de Braun furent observées. Avant la vibration on nettoyait le nez avec une injection avec 1/2 % d'acide phénique. On appliquait, en même temps que le massage, la glycérine iodée; chaque séance durait vingt à trente secondes.

Chez ces six malades, Pierce a observé généralement, à part un cas, une amélioration supérieure à celle qu'on obtient avec les autres traitements.

Conclusions. — C'est au nettoyage, très complet dans cette méthode, que sont dus la disparition de l'odeur, de la sécrétion et des symptômes de l'ozène.

Les mouvements vibratoires peuvent avoir quelque avantage, comme stimulant les systèmes lymphatiques vasculaires et glandulaires.

Les vibrations n'ont que peu ou point d'action régénératrice sur les tissus atrophiés.

Lefferts, dans l'*Internationales Centralblatt f. laryngologie*, analyse un travail de Pierce qui m'a paru, si je m'en rapporte aux termes de cette analyse, n'être qu'une reproduction du précédent ; je n'ai pu d'ailleurs le retrouver avec l'indication bibliographique qu'il donne : « Vibratory massage of the nose » (*New-York Med. Record*, 14 mai 1892).

1892. (12) LAKER. — Die Heilerfolge der inneren Schleimhautmassage bei den kronischen Erkrankungen der Nase, des Rachens, des Ohres und des Kehlkopfes (*Wien med. Presse, 31 janvier et suivants, et Prager med. Wochenschrift*, n°ˢ 5, 6, 7, 8, 9).

Ces articles constituent des extraits du travail étendu dont l'indication suit.

— (13) LAKER. — Die Heilerfolge der inneren Schleimhautmassage bei den chronischen Erkrankungen der Nase, des Rachens, des Ohres und des Kehlkopfes (*Brchure de 103 pages avec 14 figures. Leuschner et Lublensky. Graz*).

Nous ne croyons pas devoir analyser ce travail très remarquable, pas plus que celui de Braun ; ils sont cités et discutés souvent dans ce livre ; et l'un comme l'autre doivent être lus par ceux qui s'intéressent à la question du massage vibratoire des muqueuses.

En dehors des études cliniques très importantes et très remarquables qui abondent dans ce livre, Laker a eu le mérite de faire, le premier, l'étude graphique des vibrations avec l'enregistreur, qui doit être le guide constant du masseur, non seulement à ses débuts, mais dans tout le cours de sa carrière.

— (14) Massucci. — I risultati curativi del Massaggio delle mucose nelle chroniche affezioni del naso, della faringe, dell'orecchio e della laringe. Secondo gli studii del Lacker di Gratz (*Rassegna critica internazionale delle malattie del naso, gola ed orecchi. Mars 1892, V⁰ année, n⁰ 1, Napoli*).

Massucci analyse longuement le livre de Laker. Il montre combien l'emploi du massage vibratoire interne est justifié en théorie ; et à la suite des recherches personnelles qu'il a déjà faites, il constate l'incomparable supériorité de cette méthode sur les autres *procédés employés* dans le traitement des affections des muqueuses des voies respiratoires supérieures.

— (14 *bis*) Laker. — Die innere Schleimhautmassage und ihre Bedeutung für die Ohrenheilkunde (*Communication faite le 17 avril à la réunion des otologistes allemands. Archiv. für Ohrenheilkunde, Bd 33, Heft 3 u 4, P. 296*).

Laker signale les bons résultats que doit donner et que donne, en réalité, le traitement par le massage vibratoire des affections du nez et du pharynx, dans les maladies de l'oreille. Il expose la méthode du massage vibratoire de l'entrée de la trompe et de l'isthme, et signale les améliorations obtenues, qui se manifestent par des modifications que l'on peut constater sur le tympan, la diminution des bourdonnements et l'augmentation de la puissance auditive.

Wagenhauser confirme les résultats de Laker.

— (15) Lahmann. — Die innere Nasenmassage (*Allgem med. cent. Zeit.*, *11 et 14 mai*).

Le travail de Lahmann est, sans réserves, favorable au massage vibratoire. Il propose pour l'exécuter un instrument qui, à notre avis, n'est pas recommandable.

Dans le catarrhe naso-pharyngien les résultats ont été aussi bons que rapides; la muqueuse s'est très vite dégorgée.

Dans l'ozène, les résultats ont été également très rapides; la sécrétion des glandes qui restent encore, redevient normale et la circulation se rétablit. Les succès ont été très remarquables dans les migraines, névralgies, incapacité de travail, hébétude, et contre les bourdonnements d'oreille.

— (16ª) Felici.— Il massaggio nella terapia oto-rino-laringologica (*Il Sordomuto, n° 1, IVᵉ année*).

Félici a vu appliquer le massage vibratoire dans les cliniques de Braun et de Laker ; il l'a employé lui-même et confirme, d'après ce qu'il a vu chez ces médecins et les résultats qu'il a obtenus sur ses propres malades, tout ce qu'ils ont publié sur l'efficacité thérapeutique du massage vibratoire, dans les différentes affections, pour le traitement desquelles ils ont recommandé ce procédé.

— (16ᵇ). Poli. — Le massage dans quelques maladies de la gorge (*Gazzetta degli ospitali, 16 juin, n° 72.*)

L'auteur a obtenu des résultats médiocres dans la pharyngite sèche, ainsi que dans les pharyngites aiguës, où le massage vibratoire

[1] *Nous regrettons de n'avoir pas lu ce travail de Poli, nous aurions vu ce qu'il fallait exactement penser de sa technique*, CAR ON DOIT CONSIDÉRER COMME NON AVENUS LES RÉSULTATS OBTENUS PAR TOUS LES OBSERVATEURS DONT LA TECHNIQUE N'EST PAS ABSOLUMENT CORRECTE. *Nous ne connaissons ce travail que par une analyse des « Annales*

interne a été fortement aidé par le massage externe. Dans les pharyngites granuleuses, les granulations ont dû être détruites par le galvano-cautère.

— (17) DEMME. — Analyse critique du mémoire de Laker (*Internationales Centralblatt für Laryngologie, etc. Juillet, t. IX, n° 1, p. 51.*)

Demme a observé très souvent, consécutivement à l'application du massage vibratoire, « des hémorragies même très notables, fréquemment de l'angine lacunaire, un dépôt fibrineux sur les cornets, *même des fractures des cornets* et des extravasations sous-muqueuses [1] ». Demme reconnaît, avec Laker, les graves inconvénients de la cautérisation dont on a fait un si formidable abus. Le massage vibratoire est une méthode supérieure à toutes les autres, au moins pour le catarrhe sec et l'ozène. Demme (qui, dans son précédent travail (10), a dit le contraire) a observé cependant quelques rares insuccès.

des maladies de l'oreille » signée M. L., où il est dit que le massage proposé récemment par Braun et Laker n'a pas le mérite de la nouveauté, puisque Gerst, Kellengren, etc., etc., l'avaient déjà recommandé depuis longtemps. Le droit à l'ignorance est si sacré, que nous aurions mauvaise grâce à contester à M M. L., le droit de n'avoir sur la question du massage vibratoire aucune notion et de confondre des choses aussi distinctes que le massage externe de Gerst, etc., et le massage vibratoire interne. Mais, lorsqu'on se permet de prendre la plume du critique, faut-il justifier cette prétention par la connaissance, au moins superficielle, du sujet que l'on veut traiter.*

[1] *Nous faisons les réserves les plus formelles à propos de ces critiques de Demme ; en nous avouant, lui-même, qu'il a fracturé des cornets, il nous dispense de dire que les accidents produits tiennent à sa manière d'appliquer le massage.*

— (18ᵃ) O. Storch. — Om Slimhindomassago, e saerdolos
hed ved Behandling af Ozœna. Du massage des muqueuses
surtout dans le traitement de l'ozène (*Forhandl. ved 14.
Skandinaviske Naturfœrskermode, Kyœbenhavn, 4-9 juillet*).

Je n'ai pu encore me procurer et lire ce travail. Je n'en connais
aucune analyse ; je le crois cependant entièrement favorable au
massage vibratoire.

— (18ᵇ) Daly. — Massage vibratoire dans les affections du
nez et de la gorge (*Medical Mirror*).

Je ne connais le travail de Daly que par une analyse parue tout
récemment dans « l'*Internationales Centrablatt* » ; mais, d'après
cette analyse, l'auteur est absolument favorable au massage vibratoire.

— (19) Garey. — Massage of the sound conducting apparatus
of the ear by the means of vibratory force (*Journ. of opht.,
otol. and laryng. Juillet 1892, analysé dans la « Revue de
laryngologie* », *1893, nᵒ 3*).

Garey a essayé de faire, au moyen de sons d'une certaine intensité, le massage de l'appareil de transmission des sons, lorsqu'il présente de la rigidité. Garey s'est servi du phonographe, et a
obtenu des résultats merveilleux. En moins de trente séances, les
bruits qui avaient résisté à tous les traitements, ont cessé définitivement, et l'audition a été très fortement augmentée. Les cas qui ont
le plus bénéficié du traitement sont ceux où il y avait hypertrophie
de la muqueuse du pharynx et de la trompe, où, par conséquent,
celle-ci était en partie obstruée. Dans la plupart des cas, la sensation d'obstruction a complètement disparu en une séance. Dans les
autres cas, où la muqueuse est atrophiée et sèche, et la trompe
facilement perméable, l'amélioration est très lente, et le succès

moins brillant ; mais même dans ces cas, s'il n'y a pas complication par des adhérences de la membrane du tympan, en quelques
séances, on obtient une grande amélioration des symptômes.

L'auteur rapporte cinq cas, où ce traitement a été appliqué avec
succès. La plupart de ces patients n'avaient retiré aucun avantage
des procédés ordinaires de traitement, et l'auteur s'est servi uniquement du massage.

— (20) Houghton. — Massage of the ear by the means of
the phonograph (*Journ. of opht., otol. and laryng. Juillet.
Analysé dans la « Revue de laryngologie », 1893, n° 6*).

Houghton s'est servi, comme Garey, du phonographe ; mais il fait
sur le cylindre des incisions plus ou moins profondes, de façon à
transmettre au diaphragme des vibrations plus ou moins puis-
santes.

Il en résulte, dans l'oreille, une sensation de grand bruit et de
souffle. Une séance de cinq à vingt minutes produit sur divers sujets
une sensation de chaleur, de démangeaison, de dilatation du méat ;
le malade ressent dans la tête une grande confusion, qui disparait
graduellement. Chez les personnes à ouïe normale, c'est tout ce
que l'on observe. Chez les sourds, il y a en outre, au bout de trois
à six heures, une amélioration de l'ouïe plus ou moins persis-
tante. La continuation du traitement augmente la sécrétion des
muqueuses, cause des névralgies, des douleurs musculaires, s'éten-
dant parfois à la clavicule et aux épaules. Finalement, il y a amélioration de l'ouïe.

— (21) Garnault. — Le massage vibratoire et électrique
des muqueuses du nez, du pharynx et du larynx (*Semaine
médicale, n° 45, 6 septembre*).

Dans cet article, qui, avec mes autres articles ou communications,
représente tout ce qui existe dans la bibliographie française sur la
question du massage vibratoire des muqueuses, je me suis efforcé

de faire connaître les bons résultats obtenus par le massage vibratoire interne, et de vulgariser son application par la description
complète de sa technique. J'ai combiné à cette méthode l'application
de l'électricité sous diverses formes.

Toutes les questions traitées dans ce travail et les résultats
obtenus se retrouvent indiqués dans le cours de ce livre qui, d'une
façon générale, est pénétré du même esprit ; et, pour cette raison,
je crois inutile d'en faire l'analyse.

— (22) CHIARI. — Ueber Massage, Vibrationen, und innere
 Schleimhautmassage der oberen Luftwege, nach M. Braun
 und Laker (*Wien, Klin. Woch.*, n° 66, 8 septembre.)

Chiari pense que Laker a tort de s'en rapporter à l'avis des malades qui affirment être améliorés ou guéris ; cela arrive avec tous
les nerveux et ce témoignage n'a pas grande valeur.

Il est vrai, avoue Chiari, que les méthodes employées jusqu'ici, dans
le traitement des affections chroniques des voies respiratoires supé-
rieures, ne produisent que des résultats bien médiocres ; mais il en
est de même pour les affections analogues des muqueuses du tube
digestif et du système urogénital.

Les recherches de Laker montrent que l'on peut exécuter des
vibrations très rapides, dont on arrive, par l'exercice, à régler la
vitesse et la régularité, mais cela ne prouve rien quant à leur
valeur thérapeutique.

Chiari ne pense pas que le cas aigu cité par Braun, de la guérison
rapide d'une inflammation violente et d'un gonflement de la *pars*
oralis du pharynx, tombe sous la critique. Ou bien il s'agissait d'un
abcès qui s'est ouvert sous l'influence des vibrations, ou bien le mal
était arrivé à la phase critique et allait entrer spontanément en ré-
gression.

A propos d'un cas (15) cité par Laker, qui, au bout de trois mois,
est arrivé, chez un ozéneux, à n'avoir plus qu'une faible odeur et
une petite quantité de croûtes, Chiari dit qu'on obtient les mêmes
résultats avec les moyens ordinaires.

Chiari a vu les petites végétations adénoïdes, les catarrhes du nez et de la gorge, les parésies des cordes et ulcérations du larynx céder aux traitements ordinaires, même après avoir été traités antérieurement sans succès par ces mêmes méthodes ; c'est le dernier traitement employé qui paraît avoir le mérite de la guérison.

Le massage vibratoire équivaut à un pinceautage bien pratiqué, et, comme on emploie parallèlement des médicaments actifs, il ne représente en réalité qu'une étiquette nouvelle pour les anciennes méthodes de traitement qu'il ne surpasse pas en efficacité.

La méthode galvano-caustique a donné, entre les mains de Schäffer, par exemple, une statistique très brillante. Laker, lui, n'a pas publié de statistique des résultats obtenus, qui semblent consister, en général, plutôt en améliorations qu'en guérisons.

Chiari, lui-même, a appliqué la méthode dans de nombreux cas avec ses deux assistants ; il croit en être bien maître et avoir suivi scrupuleusement les préceptes de Braun.

Il cite cinq observations :

1. Rhinite atrophique (ozène). — Mlle A..., 26 ans, croûtes, odeur très intense, forte atrophie de la muqueuse depuis douze ans, à la suite d'une affection indéterminée ; pharyngite sèche. La malade est en traitement depuis deux ans et fait trois fois par jour des injections nasales avec de l'eau salée tiède, ce qui la débarrasse de ses croûtes mais non de sa mauvaise odeur. Elle a été vibrée un an avec la glycérine iodée ; pas de changements dans l'aspect rhinoscopique du nez.

2. Rhinite chronique diffuse hypertrophique. — Marie B..., 21 ans, gonflement considérable de la muqueuse nasale, qui empêche complètement la respiration nasale et détermine des accidents nerveux intenses, migraines, etc. Douches nasales pendant trois mois avec eau salée et vibrations, traitement presque quotidien ; pas de modifications.

3. Rhinite atrophique (ozène). — Marie L..., 19 ans, atrophie du cornet inférieur du côté droit, sécrétion, croûtes, hémorragies, mauvaise odeur, injections et vibrations tous les jours, pendant un

mois; amélioration de l'état, mais pas de changement d'aspect. Dernièrement, a été simplement pinceautée et se trouve mieux.

4. Ozène. — Joseph H..., 18 ans, croûtes dans le nez, atrophie des cornets. Injections et pinceautages pendant un mois ; amélioration. Traitement par le massage pendant sept semaines. *L'amélioration s'arrête;* les croûtes ne disparaissent que lorsqu'il fait des lavages ; l'aspect anatomique n'a pas varié.

5. Rhinite hypertrophique. — Henriette H..., hypertrophie des amygdales, végétations adénoïdes de l'espace naso-pharyngien et rhinite hypertrophique. Section des amygdales et des végétations ; légère amélioration consécutive. Hypertrophies locales des cornets moyens et inférieurs enlevées à l'anse. Massage continué durant un mois. Aggravation de l'état, maux de tête ; pour cette raison, on cesse les vibrations. Pas de diminution des cornets. On emploie alors les cautérisations au galvano et à l'acide chromique ; amélioration, diminution des cornets. Le malade respire par le nez, excepté pendant la nuit. Les vibrations sont reprises et continuées pendant dix semaines sans résultat ; toujours des maux de tête. Le traitement continue.

En somme, les résultats obtenus n'ont pas été brillants. Le massage et le pinceautage, employés alternativement chez un même malade, ont paru donner un résultat égal.

Chiari cite quatre cas d'ozène fortement améliorés en trois mois par le massage vibratoire et la glycérine iodée ; mais il obtenait déjà les mêmes résultats avec le même médicament, le nettoyage bien fait et le pinceautage. Il n'a observé qu'une fois l'accroissement de cornets atrophiés, et cela par l'emploi de l'ancienne méthode. Chiari ne croit pas à l'exactitude de l'observation de Demme, qui a vu les cornets passer rapidement de l'état d'atrophie à l'état hypertrophique.

Chiari pense que le pinceautage, fortement appliqué, ainsi que Schrœtter lui a conseillé de le faire, de façon à faire pénétrer les médicaments, a la même valeur que le massage.

Chiari s'étonne qu'on puisse admettre que le massage détermine l'hypertrophie dans certains cas, l'atrophie dans d'autres, et il

9

pense que ces actions diverses et contraires doivent être rapportées aux divers médicaments employés, et sa conclusion est que le massage et le pinceautage ont une valeur thérapeutique équivalente.

— (23) M. BRAUN. — Erwiederung des D' Braun aus Triest ander Herrn Professor Chiari in Wien (*Wien klin. Woch.* n° 40, 6 oct.).

Le Professeur Chiari ne croit pas que le cas aigu cité par Braun, comme guéri par le massage vibratoire, tombe sous la critique; le massage aurait agi en faisant percer un abcès déjà mûr, ou bien le mal était arrivé à sa période d'acné. Le malade était un médecin, le D' Hribar. Deux médecins très distingués, les D'' Escher et Sennig, de Trieste, furent témoins de la cure ; ce sont des garanties qui permettent de repousser l'hypothèse de l'erreur grave que Chiari attribue à Braun. Le massage n'a-t-il donc pas d'effets dans l'œdème aigu et l'entorse.

Braun fait le parallèle entre la méthode imparfaite du pinceautage et le massage vibratoire exercé au moyen de la sonde revêtue de ouate, qui assure déjà la pénétration du médicament bien mieux que le pinceautage.

Chiari se console des mauvais résultats qu'on obtient dans le traitement des maladies chroniques des voies respiratoires supérieures, par la médiocrité de ceux que l'on obtient dans le traitement des maladies chroniques de la muqueuse de l'intestin et des voies urinaires. Mais les bons résultats que donne dans l'urètre la méthode de Ulzmann, ne sont-ils pas dus à la pression continue exercée sur la muqueuse, pression qui lui rend la vitalité et qui agit comme une sorte de massage continu.

Si l'on obtient, comme en convient Chiari, de bons résultats avec un pinceautage vigoureusement appliqué, suivant le conseil de Schrötter, c'est qu'avec l'armature et le manche du pinceau on exerce une sorte de massage. Qu'importe, en effet, que l'on applique plus ou moins fortement les poils d'un pinceau sur la muqueuse ?

Chiari ne veut pas admettre qu'avec le massage vibratoire on peut aller traiter chaque point de la muqueuse, en transformer tous les éléments, diminuer sa sensibilité, augmenter sa résistance et enfin assurer une antisepsie absolue ; ce sont cependant des faits certains et même évidents.

Dans les cas cités par Chiari, on a combiné toutes sortes de traitements ; et, quant au dernier, il n'indique ni la technique employée, ni le nombre des séances, facteurs cependant très importants.

Dans l'ozène, Braun enlève les croûtes, vibre à la cocaïne, puis en se servant avec d'alcool absolu ou de sublimé à 1 °/₀₀, ou d'une pommade de vaseline avec menthol 10 %, ou de baume du Pérou ou de glycérine iodée 10 °/₀, le nez et le naso-pharynx. Il emploie, pour chaque application de nombreuses sondes. Si le malade supporte bien les applications, on fait le traitement deux fois par jour. Jamais on ne doit déterminer ni douleur, ni hémorragie ; lorsque ces phénomènes se produisent, ils sont la preuve que le massage est grossièrement exécuté et, dans ces conditions, il est plus dangereux qu'utile.

D'ordinaire, l'odeur et les croûtes disparaissent au bout de quelques séances et elles font place à une sécrétion muqueuse profuse. La durée du traitement varie beaucoup (jamais elle n'a dépassé deux cent cinquante séances) pour arriver à la complète guérison. Il est rationnel, après la guérison, de continuer à observer le malade ; il peut, en effet, se produire de légères récidives qui seront guéries en quelques séances.

Braun cite trois cas d'ozène tirés de sa nombreuse statistique, qui comprend plus de 60 cas traités et guéris en 131, 200 et 160 séances, d'une façon définitive.

— (24) Chiari. — Ewiederung an Herrn Braun in Triest von Chiari (*Wien. Klin. Woch*, n° 42, *Wien.*, *20 octobre*).

Chiari n'a jamais douté de la guérison du D' Hribar après le massage vibratoire, mais des guérisons de ce genre se produisent spontanément et rien ne prouve que le mérite devait en être rapporté au massage. Chiari n'emploie le pinceau que dans le larynx, et cela par prudence ; pour le nez et la gorge, il se sert de ouate enroulée autour d'une sonde, et c'est au moyen de cet instrument qu'il applique vigoureusement et minutieusement les médicaments dans le nez et la gorge. Il ne faut donc pas se méprendre sur ce qu'il appelle pinceautage ou badigeonnage.

Chiari pense que les résultats obtenus par la méthode d'Ulzmann, de même que ceux que donne la méthode de Schrötter, dans le larynx, doivent être attribués à la pression qui déterminerait la la résorption des infiltrations ; ce mécanisme n'aurait, d'après lui, rien à faire avec le massage vibratoire.

Tous les avantages que Braun attribue aux vibrations, le pinceautage les possède. Chiari ne croit pas que les vibrations ramènent plus que les autres méthodes la vitalité de la muqueuse ; il n'a pu pendant tout le temps qu'il a fait du massage, le constater une seule fois.

Braun employait autrefois trois sondes pour un seul côté du nez ; il en emploie maintenant dix, ce qui prouve qu'il n'était pas satisfait des résultats de sa méthode. De plus, il fait à chaque vibration un nettoyage complet, ce qui aide fortement la guérison ; et cependant il lui faut de très nombreuses séances pour arriver à guérir l'ozène.

Mais Jurasz a guéri un cas d'ozène remontant à six années en deux mois ; le malade a été observé depuis cinq ans, et n'a pas présenté de rechutes. Jurasz considère l'ozène comme guérissable et obtient ce résultat par les douches nasales, les tampons et le pinceautage.

Chiari a obtenu des améliorations sensibles après un long traitement par les pinceautages, le nettoyage exact du nez et les pulvérisations. B. Fraenkel avoue qu'après un long traitement il n'a pas pu arrêter la sécrétion dans beaucoup de cas. Voltolini n'a pu arriver à aucun résultat avec un traitement continué régulièrement pendant très longtemps, lorsque les cas étaient invétérés. En somme, tous ces auteurs, avec les anciennes méthodes, obtenaient des améliorations, lorsque les lésions anatomiques n'étaient ni trop anciennes, ni trop avancées ; Chiari ne croit pas que le massage vibratoire puisse faire mieux.

— 25) Masucci. — Contribution au traitement local des troubles hypocinétiques du larynx (*Société italienne de laryngologie*, 26-28 octobre; *Revue internationale de rhinologie*, etc., n°1, 1893).

Dans les troubles hypocinétiques, paralysies et parésies du larynx, Masucci a obtenu de très remarquables et très rapides résultats, par la combinaison du massage externe d'Auerbeck (pression centrifuge sur le cou avec les deux mains) et du massage vibratoire interne; et cela dans les cas attribuables à une lésion centrale ou périphérique, comme dans ceux qui se rattachaient à l'hystérie.

Dans la discussion qui a suivi cette communication, Felici vante l'excellence du massage et met en garde contre les dangers de sa mauvaise application. Il cite, entre autres, un cas observé chez Braun : il a vu guérir rapidement les ulcérations tuberculeuses du larynx par le massage vibratoire.

Masucci remercie Felici, qui accepte avec lui le massage vibratoire; et il doit l'accepter, parce que, ayant visité des cliniques étrangères, il a vu en quelle grande considération est tenu le massage vibratoire. On ne le critique que parce qu'on ne sait pas le pratiquer, et, dans ces conditions, cette méthode utile devient dangereuse.

— (26). Carl Laker — Innere Schleimhautmassage und Pinselungen (*Wien. med. Presse*, n°s 17 et 18, novembre).

Le Professeur Chiari a reproché à Laker de s'en rapporter aux malades lorsqu'ils se déclarent guéris et de n'avoir pas publié une statistique complète. Laker montre les difficultés qu'il y aurait à faire une statistique sérieuse avec les affections chroniques du nez et de la gorge. Dans la plupart des cas, il faut bien s'en rapporter au malade.

Pour les névralgies, par exemple, on ne peut dire que le malade est guéri que lorsqu'il affirme sa guérison. Pour apprécier l'état du malade atteint de catarrhe naso-pharyngien, il faut rapprocher de l'examen objectif les réponses qu'il fait ; et l'on ne peut dire avec Chiari que, lorsque le malade déclare être guéri, il s'agisse de phénomènes de suggestion. Dans bien des cas, l'examen objectif seul, est complètement impuissant à nous révéler l'état exact du malade. Tout le monde sait que si l'on s'en rapporte uniquement à l'examen objectif, pour apprécier les résultats obtenus avec les vieilles méthodes, la cautérisation, par exemple, on peut croire à la guérison alors que les malades vous affirment n'en avoir tiré aucune amélioration, au contraire.

Chiari dit qu'on n'arrive guère à de bons résultats dans les maladies chroniques des voies respiratoires supérieures, pas plus que dans celles de l'intestin et des voies génito-urinaires ; c'est vrai avec les anciennes méthodes, mais avec le massage vibratoire, Laker obtient de nombreuses guérisons et améliorations que l'on n'obtenait pas autrefois.

Chiari ne veut pas comprendre qu'il y a une différence entre le massage vibratoire et le pinceautage ; il est inutile alors de lui répéter tout ce que Laker a dit dans sa brochure sur la technique et l'action mécanique du massage vibratoire, les qualités physiques des vibrations.

On peut aussi dire à Chiari que les effets bien connus du massage sur d'autres parties du corps, prouvent que toute l'action thérapeutique ne consiste pas, comme il le prétend, en une énergique pénétration de la muqueuse par les médicaments.

La seule ressemblance entre le massage vibratoire et le pinceautage, c'est que, dans les deux cas, on introduit un instrument dans le nez ; la seule supériorité du pinceautage consiste en ce que son emploi n'exige aucune habileté ni technique ; tandis que le massage, qui lui est si supérieur, est très difficile et très pénible à appliquer et devient dangereux entre des mains inexpérimentées.

La petite expérience du massage que possède Chiari, ne saurait peser d'un grand poids ; il y a des années que Braun masse assidûment, tous les jours. Laker, comme lui, masse journellement depuis trois ans ; et, dans son livre, il n'a enregistré que les faits certains.

Ses recherches journalières, depuis un an, ont entièrement con-
firmé les données exposées précédemment.

Un malade, le D¹ K..., atteint de catarrhe naso-pharyngien très
intense et très ancien, a été traité par Chiari lui-même, avec les anciennes méthodes, sans aucun résultat. Le malade a été guéri par le
massage vibratoire et n'a pas eu de récidive. Est-ce de la suggestion ?

Laker, qui était atteint d'un catarrhe naso-pharyngien, s'est
traité lui-même pendant quatre mois ; et depuis un an, il n'a pas eu
un seul rhume sérieux. Peut-on expliquer ce résultat par de l'auto-
suggestion ?

Chiari reproche à Laker d'avoir employé d'abord le galvano-cautère, dans plusieurs cas; mais, dans d'autres, il ne l'a pas employé; et
d'ailleurs, cela ne prouverait qu'une chose, c'est que ce procédé ne
suffit pas. Les badigeonnages à la cocaïne n'ont pas d'effet sérieux
sur le catarrhe naso-pharyngien. Laker les a employés deux ans
sur lui-même sans aucun résultat.

Les conclusions de Chiari n'ont qu'une valeur négative; elles
prouvent seulement que, dans les conditions où il a employé le
massage, il n'a pas eu de résultats supérieurs au pinceautage. Les
résultats positifs de Laker et ceux des autres observateurs démon-
trent le peu de valeur de ses conclusions.

Un nombre considérable de faits bien observés, où la comparaison
a été possible, prouvent que le massage vibratoire a pu guérir des
affections chroniques des voies respiratoires supérieures que les
autres méthodes n'avaient même pas pu améliorer.

— (27) Chiari. — Entgegnung auf D¹ Laker's Erwiederung
(*Wien. med. Presse*, n° 50).

Chiari, depuis deux ans, emploie le massage vibratoire qui n'agit ni
mieux, ni plus vite que le pinceautage. Braun et Laker distinguent
l'action du massage de celle du médicament. Chiari ne pense pas
qu'il y ait d'autre action à considérer que celle du médicament.

Laker a guéri des cas que Chiari avait traité longtemps sans
succès; des faits analogues sont bien connus dans le traitement des

maladies chroniques des voies respiratoires supérieures par les autres procédés.

Laker emploie, avec le massage, la galvanocaustie, etc., mais il attribue tout le mérite au massage. Chiari a vu une malade traitée par Laker; le massage n'avait pas empêché le retour des polypes ni guéri son asthme. Le pinceautage et le massage sont deux méthodes équivalentes, elles ne valent que par les médicaments employés; il n'y a de nouveau que le nom et la théorie.

1893. (28) GARNAULT. — L'ozène et son traitement (*Semaine médicale, 28 janvier, et Semana medical*).

Cet article ne sera pas analysé ici. Toutes les idées principales qui y sont soutenues se retrouvent dans la partie de cet ouvrage consacré à l'ozène. Cependant, je crois devoir dire que l'on trouvera dans ce travail une revue critique, aussi complète qu'il est possible de le faire dans un article de journal, des diverses théories émises sur la pathogénie de l'ozène et des traitements qui ont été proposés; et la comparaison de ces méthodes avec le massage vibratoire.

— (29) FELICI. — Du massage vibratoire appliqué à l'oto-rhino-laryngologie (*Revue internationale de rhinologie, etc., n° 3*).

Cet article ne contient rien de plus que le travail paru, l'année précédente, dans le *Sordo-muto* (16).

— (30.) WILSON. — Vibratory massage of the middle ear by means of the telephone (*New-York Med. Journ., 25 février*).

Wilson, après Garey et Houghton, a employé le massage de l'oreille dans les cas de catarrhe accompagnés de bourdonnements; il se sert pour cela de la plaque du téléphone, instrument facile à se procurer, que l'on fait vibrer énergiquement devant l'oreille des patients. On employa des vibrations variant d'intensité suivant le degré de la surdité, chaque application durant de cinq à quinze minutes. Les résultats obtenus furent, en somme, douteux ; chez trois malades les bourdonnements furent diminués, mais jamais l'audition ne s'améliora ; peut-être, le traitement aurait il dû être prolongé. Il est difficile encore de dire quelle est, dans ce traitement, la part de la suggestion.

— (31) CHIARI. — Vibration des muqueuses des voies aériennes supérieures (*Revue internationale de rhinologie, etc.*, n° 6, 25 mars).

Il est inutile de dire un seul mot de cet article, qui ne contient plus un argument ni un fait nouveau. C'est un résumé de ses précédents articles, fait par Chiari, sur l'invitation du directeur de la *Revue internationa'e*. Ce travail n'est à signaler que parce qu'il est écrit en français.

— (32). DEMME. — Die Schleimhautmassage der oberen Luftwege (*Wien. klin Wochens.*, n° 21).

Demme croit que Laker exagère lorsqu'il dit qu'il faut une habileté naturelle pour appliquer le massage vibratoire. Garnault, dit-il, a parfaitement exprimé les choses en disant : « La technique du massage vibratoire est extrêmement difficile à apprendre, et son application est très fatigante pour le médecin. » Demme a vu un médecin maladroit déterminer par le massage d'abondantes hémorragies, des ulcérations de la cloison, qui ont amené sa perforation.

Demme a surtout l'expérience des états atrophiques, mais la théorie de Kellgren s'applique trop bien aux muqueuses hypertrophiées, et trop de médecins ont constaté les bons résultats obtenus dans les états hypertrophiques pour que Demme ne voie là qu'une simple fantaisie.

Demme ne pense pas que par le massage une régénération des tissus soit possible, mais cette méthode peut ramener la vitalité dans un tissu disposé à l'atrophie. Laker n'attribue de valeur qu'au massage, Chiari qu'au médicament. Le médicament n'est pas indifférent, cela est certain, mais le massage agit directement sur la circulation et sur le cours de la lymphe; il fait pénétrer le médicament et lui permet de mieux agir. L'union de ces deux éléments, dans ces conditions, constitue l'idée essentielle du traitement.

Le pinceautage n'équivaut pas au massage ; il est plus exact de dire que le pinceautage, appliqué énergiquement, agit comme un massage imparfait. Dans les états hypertrophiques, Demme pense que l'on doit encore préférer le couteau ou la cautérisation au massage. Dans les états atrophiques et les catarrhes chroniques secs, bien rarement Demme a trouvé le massage en défaut; souvent les résultats ont été brillants, parfois cependant ils l'ont été moins.

Demme cite le cas d'un de ses malades dont la muqueuse, très avariée par un médecin, grand amateur de cautérisations, fut guérie par le massage et chez qui les phénomènes subjectifs causés par le martyre qu'il avait subi disparurent rapidement. Demme a vu beaucoup de cas de ce genre.

En somme, les malades supportent beaucoup mieux ce traitement que les autres, et s'en trouvent plus améliorés.

Le massage est un excellent moyen thérapeutique dans le traitement des voies respiratoires supérieures ; le pinceautage ne le vaut pas, mais l'action du massage doit être combinée à celle des médicaments.

— (33). L. Ewer. — Die Schleimhautmassage (*Therapeutische Monatshefte, n° 3, mars*).

Cet auteur ignore, ou veut ignorer, tout ce qui a été fait et observé en dehors de Braun et Laker. La technique du massage est très difficile et des applications inexpérimentées pourraient être plus dangereuses qu'utiles. Ewer préconise une machine spéciale mue par le tour des dentistes.

— (34). Garnault. — Pathogénie et traitement de l'ozène par le massage vibratoire. Discussion (*Société clinique des prati-*

*ciens de France, séance du 12 mai. Publié dans le n° 33, mai,
de la Clinique Française).*

Je n'analyse pas cette communication. La discussion qui l'a
suivie a consisté plutôt en questions posées à Garnault, aucune
objection de principe ou de fait n'ayant été soulevée. On y trouvera
la réfutation des arguments de Chiari.

— (35) GARNAULT. — Le massage vibratoire des muqueuses
dans le traitement des maladies des voies respiratoires
supérieures (*Communication faite à la Société de médecine
pratique le 20 avril 1893*).

Je n'entrerais dans aucun détail à propos de cette communication,
destinée surtout à vulgariser le massage vibratoire et à faire
connaître les bons résultats que j'en ai obtenus, si elle n'avait donné
lieu à une réclamation de priorité du Dr Baratoux, dont je veux
examiner avec soin le bien fondé.

Le Dr Baratoux proteste contre ma prétention d'avoir été le
premier à faire connaître le massage vibratoire en France et à
publier des observations. M. Baratoux a, en effet, parlé dans l'*Année
médicale*, 1891, page 74, du traitement de l'ozène au moyen du
massage combiné avec l'emploi d'une pommade à la pyoctanine et
à la lanoline.

De plus, le Dr Baratoux a décrit dans son livre : *Guide pratique*,
etc., paru en mai 1892, le massage de la membrane muqueuse du
nez, p. 227, et celui du pharynx et du larynx, pages 211 et 212.

J'ai répondu que, dans le premier travail cité, M. Baratoux a
analysé en quatre lignes la communication de Demme sans ajouter
un mot de critique et sans qu'il y soit parlé d'observations personnelles.

Quant au second travail, il n'y est question que d'une méthode
appliquée par Ceconi, que personne n'a jamais songé à considérer
comme faisant du massage vibratoire des muqueuses. Son tapotement ne ressemble pas plus aux vibrations que Braun, Laker et moi

employons sur les muqueuses, que, par exemple, le tapotement vulgaire des masseurs ne ressemble au massage vibratoire externe de Kellgren.

D'ailleurs, ici non plus, M. Baratoux ne critique pas la méthode, ne dit pas l'avoir employée, en avoir retiré des résultats bons ou mauvais.

Cela est donc acquis, en France, jusqu'à ce jour, seul, j'ai appliqué le massage vibratoire des muqueuses suivant la méthode de Braun, ou, tout au moins, je suis seul à avoir publié des travaux contenant l'indication de résultats personnels sur ce sujet.

— (30) Braun. — Schlusswort an Herrn Professor Chiari in Wien auf dessen Publicationen in der Wiener klinischen Wochenschrift, n° 42, und in der Revue internationale de rhinologie, etc., n° 6, Paris, 25 mars 1895. (*Wiener Médiz. Blatter, n° 20. Traduit par le D*r* Garnault dans la « Revue internat. de rhinologie, » et suivi de réflexions par le D*r* Garnault.*)

De tout ce que dit Chiari pour se défendre de faire un simple pinceautage dans le nez et la gorge, mais bien des applications médicamenteuses en frictionnant longuement et fortement les muqueuses avec un tampon de ouate fortement enroulée autour de l'extrémité d'une sonde, il faut conclure qu'il exécute un massage déguisé, qualifié par lui de pinceautage.

Braun relève les contradictions de Chiari à propos de l'ozène. Si Jurasz guérit si bien ses malades, pourquoi Chiari, qui emploie les mêmes méthodes, dit-il : « Je n'ai jamais obtenu de guérison complète » ? Chiari dit aussi que, par une longue application du pinceautage, il a vu la muqueuse atrophiée revenir à ses dimensions; si le massage et le pinceautage sont des procédés équivalents, pourquoi conteste-t-il au massage le pouvoir de donner les résultats que donne le pinceautage ?

Voltolini ne guérit l'ozène que lorsqu'il le traite à ses débuts,

et B. Frænkel reconnaît que, quelle que soit la longueur du traitement il n'arrête pas la sécrétion.

Chiari ne veut pas guérir l'ozène, comme le feraient Jurasz et
Voltolini. Il trouve qu'une amélioration suffit bien, et lorsqu'on lui
dit qu'il existe des cas de guérison contrôlés par d'autres médecins
et qu'il peut contrôler lui-même, il n'en veut rien savoir.

Chiari reproche à Braun d'employer dix sondes au lieu de trois,
comme au début, ce qui prouverait qu'il n'est pas satisfait de sa
méthode. Braun n'agit ainsi que pour rester moins longtemps,
chaque fois, dans le nez et moins fatiguer le malade. Chiari reproche
à Braun d'employer simultanément plusieurs méthodes. Braun fait
au début des cautérisations punctiformes sur les bourrelets saillants
de la muqueuse pharyngienne, les grosses granulations du pharynx ;
des cautérisations en surface, sur la muqueuse du nez qui a subi la
dégénérescence polypoïde; puis il continue tout le traitement par le
massage vibratoire, jusqu'à ce que le gonflement ait disparu.

Chiari reproche à Braun de n'avoir pas publié sa statistique.
Braun, il y a trois ans, parlait déjà de mille malades guéris ou
fortement améliorés; ce nombre a énormément augmenté depuis
et dépasse actuellement six mille. Pour l'ozène, il a cité quelques
cas typiques, mais les cas guéris sont très nombreux.

Braun a tort, à mon avis, de s'arrêter à la discussion du travail
de Pierce, il ne mérite pas cet honneur; cependant, on peut faire
observer, avec Braun, que Pierce a obtenu en deux mois des résultats
que son maître Chiari n'obtient pas en un an, et, ce qui est le plus
remarquable, dans la clinique même du Professeur Chiari. Jusqu'à
ce qu'il ait pris connaissance, un peu tardivement, et seulement par
l'*Internationales Centralblatt*, du mémoire de Pierce qui lui est cependant
dédié, Chiari paraît avoir ignoré les résultats obtenus par
Pierce, dans sa clinique, sur des malades qu'il lui avait confiés; ce
qui donne une idée singulière de la rigueur et de la méthode scientifique avec laquelle le massage vibratoire était appliqué à la clinique
du Professeur Chiari.

— (37). Luce. — Ueber Massage der Nasenschleimhaut (Communication faite au Congrès des otologistes allemands le 21 mai 1893. D'après le compte-rendu du Professeur Burner. *Archiv. für Ohrenheilkunde, 35, Bd, Heft, 1 à 2, p. 147*).

Lucæ signale les résultats excellents qu'il a obtenus en massant suivant le procédé indiqué par Laker (26), avec une sonde imprégnée d'une solution de cocaïne, l'hypertrophie de la muqueuse nasale. Pour obtenir des résultats plus rapides, Lucæ a employé des sondes dont la tige est en maillechort et l'extrémité en étain ; on leur donne une courbure semblable à celle des cathéters. On peut avec avantage plonger l'extrémité de ces sondes dans une pommade composée de glycérine, lanoline et tétraborate de soude, à parties égales. Le Professeur Lucæ a bien voulu me confirmer, lui-même, par lettre, l'assurance de sa guérison d'un catarrhe nasal hypertrophique du nez, au moyen du massage vibratoire.

— (38). Freudenthal. — Internal massage in diseases of the nose and of the throat (*New-York medical Record, 22 juillet*).

L'auteur constate et déplore les terribles excès auxquels se sont livrés les médecins qui manient le galvano-cautère, moins dangereux cependant que les autres caustiques.

Le spray, traitement un peu banal et peu efficace, a de nombreux inconvénients.

Le massage vibratoire est le premier essai de traitement rationnel des maladies des muqueuses des voies respiratoires. Stirling et Kronæcker ont démontré que le massage active la circulation dans les tissus et empêche l'asphyxie de s'y produire.

Freudenthal a imaginé un vibrateur mû par l'électricité, qui m'a paru supérieur à tous ceux qui ont été déjà inventés; mais je le crois encore très inférieur au mien; car, autant que j'ai pu en juger par sa description, ses vibrations sont des chocs et non des ondes, et on n'y trouve pas combinées, comme dans le mien, les vibrations axiales et transversales ; cet instrument est une sorte de trembleur électrique qui produirait jusqu'à 7,000 chocs par minute.

Sans partager complètement les idées de Braun et de Laker, il critique cependant les négations systématiques de Chiari. Dans le coryza et les autres affections aiguës, il n'a pas obtenu de résultats supérieurs à ceux que donnent les autres méthodes ; mais dans la rhinite chronique hypertrophique, les résultats obtenus ont été excellents. Il cite plusieurs observations suivies de succès. Freudenthal a traité six cas de fièvre des foins ; il a obtenu une grande diminution de l'intensité et de la durée des attaques, bien qu'il n'ait pas traité les malades préventivement, ce qu'il se propose de faire à l'avenir et que les séances n'aient pas été assez nombreuses. Il n'a pas eu l'occasion d'appliquer le massage à des ozéneux. Freudenthal a traité plusieurs centaines de cas ; il lui est difficile de donner une statistique, en raison de la nature des affections chroniques, mais il déclare le massage vibratoire supérieur à tous les autres procédés thérapeutiques. *Il n'a pas employé de médicaments en même temps que le massage, afin de s'assurer de la valeur exacte de la méthode réduite à elle-même.*

CONCLUSIONS

Le massage vibratoire et électrique interne consiste dans l'application sur les muqueuses, notamment sur celles des voies respiratoires supérieures, de petits ébranlements très fréquents (cinq cents au moins par minute) et très réguliers, au moyen d'une sonde dont l'extrémité est entourée de ouate, imprégnée ou non, suivant les cas, de divers médicaments, et qui est mise en mouvement par la contraction des muscles du bras, et dans certains cas par un vibrateur mécanique.

Le massage vibratoire externe, appliqué sur la surface de la peau, consiste en une série rapide et régulière d'ébranlements transmis par les doigts et produits dans le bras. Cette méthode agit d'une façon spéciale et très favorable sur les conditions de la nutrition, sur l'inflammation des tissus et la sensibilité nerveuse. Le massage vibratoire interne agit de la même manière et encore plus efficacement, sur les muqueuses, mais à son action peut s'ajouter celle de médicaments, de l'électricité et des eaux thermales.

La clinique a montré, pour ces deux sortes de massage, que l'absolue régularité de ces vibrations, l'absence de raideur dans le bras qui les produit, une fréquence plus ou moins grande, suivant la nature des affections traitées, mais ne pouvant s'abaisser au-dessous d'un certain minimum, étaient les conditions absolues de la

10

bonne application des vibrations. Si ces conditions ne sont pas remplies, les massages vibratoires interne ou externe deviennent dangereux et nuisibles.

La technique de ces massages est très longue à acquérir; il faut nécessairement, avant de masser les malades, se servir des deux méthodes d'éducation conseillées (table et verre d'eau, enregistreur de Marey); même lorsqu'on croira avoir acquis l'habileté nécessaire, il faudra recourir à ces procédés, pour entretenir la légèreté de la main et contrôler l'exécution des vibrations.

Le vibrateur que j'ai fait construire est très supérieur aux autres, car il fournit simultanément des vibrations transversales et des vibrations axiales et ses vibrations ne sont pas des chocs, mais des ondes. La clinique a montré, pour les deux sortes de massage vibratoire, que les ondes étaient très supérieures aux chocs; mais le vibrateur ne peut être préféré aux vibrations manuelles, au moins pour le massage vibratoire interne, que dans un très petit nombre de cas. Cet instrument est mû par l'électricité.

L'électricité, dont j'ai proposé l'emploi et la combinaison au massage vibratoire interne, sera employée, sous ses diverses formes, suivant les cas. Elle constitue, dans beaucoup d'affections, un adjuvant des plus précieux pour le massage vibratoire interne.

RÉSULTATS DANS LES MALADIES DU NEZ

Ozène. — Tous les observateurs sont unanimes à constater que la guérison de l'ozène par le massage vibratoire est absolument certaine; dans tous les cas, sauf de très rares exceptions, la durée du traitement varie de un mois à six mois. *On peut toujours arriver à débarrasser le malade de l'odeur, d'une façon complète et définitive.*

Coryza. — Le massage vibratoire, appliqué à temps, peut arrêter complètement le coryza ou tout au moins en raccourcir la durée. Un traitement préventif fortifiera la muqueuse nasale et pourra empêcher, d'une façon presque absolue, le retour du coryza.

Catarrhe chronique du nez. — Contre le catarrhe purulent, le massage vibratoire sera d'une efficacité absolue ; de même, contre le catarrhe simple avec hypertrophie, ainsi que le témoignent les observations d'innombrables malades, et l'auto-observation de spécialistes tels que Laker, Bogdan et le professeur Lucæ. Lorsque le catarrhe sera compliqué d'hyperplasie, le massage vibratoire n'aura, au contraire, que peu d'efficacité. — Le traitement par le massage vibratoire de la muqueuse nasale pourra influencer très favorablement l'état des sinus.

Polypes. — Le massage vibratoire paraît être le meilleur procédé pour modifier la muqueuse nasale, disposée à la dégénérescence myxomateuse, et pour empêcher la récidive des polypes.

Les *troubles nerveux* du nez, les névralgies du trijumeau, les troubles réflexes d'origine nasale, les migraines, l'incapacité du travail par suite de lourdeur de tête, seront généralement très rapidement guéris par le massage vibratoire; il faut cependant faire des réserves pour l'asthme, lorsque les réflexes d'origine nasale se compliqueront de lésions pulmonaires.

La *fièvre des foins* paraît devoir être guérie dans tous les cas par le massage vibratoire, surtout lorsque le traitement aura été exécuté préventivement.

RÉSULTATS DANS LES MALADIES DU PHARYNX

Pharyngite sèche. — Le massage vibratoire peut amener une amélioration très sérieuse des symptômes objectifs et surtout subjectifs qui accompagnent la pharyngite sèche, affection des plus rebelles à toute médication.

Pharyngites aiguës. — D'après Braun, les pharyngites ou angines aiguës, même très graves, pourraient être très heureusement influencées par le massage vibratoire qui, s'il est impuissant à les juguler, peut au moins en raccourcir fortement la durée, et faire disparaître très rapidement l'œdème et même la fièvre qui les accompagne.

Pharyngites chroniques. — Le massage vibratoire amène sûrement la guérison des pharyngites diffuses et granuleuses ; il produit une grande amélioration surtout des symptômes subjectifs dans les cas où existe un épaississement notable du substratum conjonctif de la muqueuse.

Paresthésies pharyngées. — Les troubles nerveux du pharynx sont, d'ordinaire, guéris très rapidement par le massage vibratoire combiné à l'électricité.

Amygdalites. — On peut appliquer avec grand avantage le massage vibratoire sur la surface de l'amygdale, dans les inflammations aiguës, en combinaison avec la pyoctanine; et sur les tissus adénoïdiens enflammés de la base de la langue et de la voûte du palais, ce qui ne dispensera pas de recourir aux interventions opératoires, lorsqu'elles seront indiquées.

RÉSULTATS DANS LES MALADIES DE L'OREILLE

Le massage vibratoire exerce une action indirecte, très favorable sur les maladies de l'oreille, par suite de son action sur les maladies du nez et du pharynx.

Otites aiguës. — Le massage vibratoire de l'entrée de la trompe et du canal tubaire modifiera très rapidement l'état de l'oreille dans les otites aiguës; dans celles qui se produisent à la suite des exanthèmes, il permettra de garantir l'avenir de l'oreille malade, toujours douteux dans ces cas (Laker).

Dans l'*otite catarrhale subaiguë*, le massage vibratoire amènera très rapidement la disparition des exsudats de la trompe et de la caisse, des bruits subjectifs, de la surdité; il fait disparaître instantanément et définitivement les bourdonnements les plus intenses.

Dans l'*otite chronique scléreuse*, il aura encore une action, mais plus faible et plus passagère; il agira surtout sur les bourdonnements.

Massage vibratoire de la membrane du tympan et des osselets. — Dans diverses formes d'affections auriculaires, on a obtenu déjà; par des moyens un peu compliqués, une amélioration considérable des bourdonnements et de la surdité, par le massage vibratoire indirect

de la membrane tympanique et de la chaîne des osselets. J'ai proposé, dans ce but, des instruments simples et pratiques, actionnés
par mon vibrateur, et qui sont encore à l'étude.

RÉSULTATS DANS LES MALADIES DU LARYNX

Laryngites aiguës. — Dans les maladies aiguës du larynx, avec
œdème, le massage vibratoire, d'après Braun, peut amener une
guérison très rapide et permet d'éviter dans beaucoup de cas la
trachéotomie.

Laryngites chroniques. — Dans les inflammations chroniques avec
épaississement de la muqueuse, les ulcérations simples, tuberculeuses et syphilitiques, il donne des résultats laissant bien loin
derrière eux ceux que les autres méthodes permettent d'espérer.

Paralysies laryngées. — Il amène rapidement la disparition des
états parétiques des muscles du larynx et des paralysies dues à des
névrites des laryngés ou d'origine hystérique; il doit être combiné
à l'électricité et aux massages externes, massage d'Auerbeck et
massage vibratoire externe des nerfs laryngés, suivant la méthode
de Kellgren.

Hygiène et gymnastique du larynx. — Le massage vibratoire interne, combiné à l'électricité et aux massages externes de Kellgren et
d'Auerbeck constitue, pour les organes neuro-musculaires de la pho-
nation, une méthode fortifiante et hygiénique qui assure des résultats au moins égaux à ceux que donne le massage, pour les autres
organes.

Maladies des yeux. — Plusieurs affections des yeux seront heureusement influencées par la guérison de la muqueuse nasale au
moyen du massage vibratoire. On pourrait tenter, avec grand
espoir de succès, le massage vibratoire du canal lacrymal, comme
on fait celui de la trompe d'Eustache, et remplacer avec avantage
le massage simple par le massage vibratoire, dans certaines affections chroniques de la muqueuse palpébrale.

Autres applications possibles du massage vibratoire. — On pourra
probablement obtenir des résultats très avantageux du massage

vibratoire et électrique, dans plusieurs affections chroniques des muqueuses des organes génito-urinaires, chez l'homme et chez la femme, peut-être même dans certaines affections de la muqueuse des voies digestives.

Le massage vibratoire et électrique interne des muqueuses, constitue une méthode très supérieure à toutes celles qui ont été employées dans le traitement des affections de la muqueuse des voies respiratoires. Le seul inconvénient que présente cette méthode, c'est d'exiger un long apprentissage et d'exposer à de graves inconvénients, lorsqu'elle est appliquée par des mains inexpérimentées.

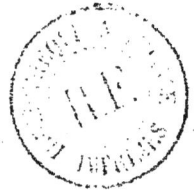

ERRATA

Page 37, à l'explication de la figure VIII, *au lieu de* qui reposent, *lisez* qui repose.

Page 39, à la 4ª ligne de la note, *au lieu de* comme les sondes nasales, *lisez* comme les sondes de cuivre.

Page 41, ligne 21, *au lieu de* mu par l'électricité, *lisez* mû par l'électricité.

Page 48, ligne 16, *au lieu de* sodnern, *lisez* sondern.

Page 50, ligne 32, *au lieu de* physiques et morale, *lisez* physiques et morales.

Pag 61, ligne 2, *au lieu de* Centalblatt, *lisez* Centralblatt.

Même page, ligne 18, *au lieu de* Wochenschritt, *lisez* Wochenschrift.

Page 69, ligne 2, *au lieu de* par sa maladie, *lisez* par la maladie.

Page 95, ligne 3, *au lieu de* la méthode Garcy, *lisez* de la méthode de Garcy.

Page 102, ligne 30, je n'applique pas ces frictions dans le sens centrifuge, mais dans le sens centripète, c'est-à-dire dans la direction du courant veineux.

Page 130, ligne 4, du travail de Braun, *au lieu* d'acné, *lisez* d'acmé.

Page 142, ligne 4, *au lieu de* Burner, *lisez* Burkner.

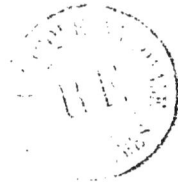

ADDENDA

A la page 43, il est dit que mon vibrateur, en bonne marche, produit 1,500—2,000 vibrations par minute ; le nombre des vibrations est exact, mais celui des tours est de moitié moindre puisque, pour chaque révolution complète du volant, il y a deux vibrations simples, axiales ou transversales de la tige.

J'ai négligé d'indiquer que les solutions de cocaïne, surtout celles qui seront appliquées à la surface de la muqueuse nasale, doivent être faites dans la solution physiologique de chlorure de sodium, afin d'éviter toute irritation, même passagère.

Nous trouvons dans le numéro du 1er décembre 1893 de la *Revue de laryngologie*, etc., l'analyse d'un travail de Bissel, publié dans le *Journ. of Ophtalm. Otol. and Laryng.*, avril 1893, qui nous avait échappé.

« L'auteur, pour rendre la mobilité à la membrane du tympan et aux osselets, fait entendre aux patients des vibrations sonores dont le nombre varie de 50 à 8,000, produites par un instrument de son invention. Au bout de trois à dix minutes, le patient se plaint de chaleur et de démangeaison dans l'oreille, et l'on constate à l'examen oculaire que la circulation est augmentée ; à ce moment, B..., cesse la séance. Les malades atteints de paracousie de Willis sont améliorés plus rapidement que les autres. Si l'oreille interne est atteinte, il n'y a pas à essayer ce mode de traitement. Dans quelques cas, l'amélioration est très remarquable. L'auteur n'a jamais observé de réaction désagréable. »

Cette méthode est, en somme, la même que celle de Garey et Houghton. Ce que j'ai dit plus haut est applicable ici : mes instruments sont plus simples, plus pratiques, ils n'agissent que par l'action mécanique des vibrations, seule efficace ici ; tandis que les qualités sonores des vibrations les rendent plutôt nuisibles.

D'après l'analyse, l'auteur paraît croire qu'il se produit une congestion de l'oreille ; c'est le contraire qui a lieu, ou tout au moins se produit-il une régularisation de la circulation. Il est, en tout cas, impossible d'interpréter autrement les bons résultats obtenus par les diverses sortes de massage auriculaire dans les congestions labyrinthiques accompagnées de bourdonnement, lorsque la sclérose de l'oreille moyenne, et en particulier celle du ligament annulaire de l'étrier, ne contribue pas à leur pathogénie ou ne peut être considérée que comme une cause très accessoire.

Parmi les moyens que j'ai indiqués pour détruire les hyperplasies, les dégénérescences myxomateuses des cornets, j'ai négligé d'indiquer l'électrolyse qui, cependant, doit être généralement préférée au galvano-cautère.

Dans les cas de paresthésie pharyngée, je n'ai pas seulement employé les courants interrompus, j'ai appliqué simultanément, au moyen d'un combinateur, les courants faradiques et galvaniques, de manière à agir en même temps sur la sensibilité et la nutrition.

Je n'emploie plus les sondes pour la trompe en celluloïde, je me sers de sondes en maillechort terminées par une tige olivaire, flexible, en baleine ; la tige métallique de ces sondes peut être fixée à mon vibrateur.

L'instrument, pour vibrer directement le tympan, décrit à la page 96, a dû être modifié. La tige axiale est fixée à frottement à une lame métallique élastique soudée au bord externe de l'anneau ; elle est maintenue dans l'axe par une autre lame soudée sur une partie plus profonde. Les vibrations s'appliquent sur la lame externe.

Le vibrateur lui-même, a été un peu modifié, les sondes y sont fixées dans une pièce métallique munie d'une vis et que l'on peut mettre en relation avec un conducteur électrique ordinaire.

Ce livre a été composé en septembre. Au moment où j'écris ces dernières lignes (8 décembre), j'ai pu acquérir une expérience plus complète pour ce qui concerne le catarrhe aigu et chronique du nez, en observant de nouveaux malades, ou des malades antérieurement traités, à cette époque critique de l'entrée de l'hiver.

Ces résultats nouveaux confirment d'une façon éclatante ceux que j'avais obtenus antérieurement. J'ai pu, sur de nouveaux malades, par un massage répété plusieurs fois dans la journée, juguler, généralement d'une façon complète, le coryza aigu. J'ai revu de nombreux malades traités antérieurement pour un catarrhe chronique du nez et du pharynx, qui attendaient avec impatience les premiers froids ; ces malades qui, à cette époque de l'année, étaient toujours atteints de coryzas des plus pénibles, se sont admirablement portés, sans aucune exception. Ils ont pu sortir le soir, s'exposer à la pluie, au vent, sans aucun inconvénient.

Dans tous les cas de congestion céphalique, d'incapacité au travail, d'aprosexie ou neurasthénie nasale, le massage vibratoire fait des merveilles ; on peut apprendre aux malades à l'appliquer eux-mêmes, et ils peuvent se débarrasser sûrement de ce désagréable symptôme.

Je citerai une observation typique que mes confrères sceptiques pourront contrôler : M. M..., courtier de commerce, est un homme jeune et vigoureux, qui est atteint depuis de longues années d'un catarrhe naso-pharyngien intense qui le fait beaucoup souffrir ; le malade est véritablement à la torture pendant six mois de l'année.

Il a le nez constamment fermé, des picotements dans la gorge et le larynx, de l'aprosexie, ne peut sortir le soir et est obligé souvent de garder la chambre plusieurs jours durant.

Ce malade vint me voir au commencement de l'hiver 1892-93 ; il avait déjà subi plusieurs traitements consistant surtout en cautérisations. A ce moment, je ne pratiquais que timidement le massage vibratoire, surtout à mon cabinet, d'ailleurs, une grande régularité de la part du malade est nécessaire pour que l'on puisse compter sur l'efficacité du traitement, et ce n'était pas le cas. Je fis de nombreuses cautérisations des muqueuses pharyngiennes et nasales. Chaque application était suivie d'une réaction des plus pénibles et mon malade ne se trouvait pas amélioré, loin de là ; il passa un hiver terrible. Je voulus, vers le mois de février dernier, lui faire des applications de massage ; les résultats de mes cautérisations avaient un peu ébranlé sa confiance ; il ne vint qu'à de longs intervalles, et je cessai un traitement, dans ces conditions, inutile.

Il alla, au mois d'août, faire une saison d'eaux thermales ; bien que je lui eusse conseillé Cauterets, infiniment plus efficace, et où j'aurais pu le faire soigner à mon gré, pour des raisons spéciales il préféra la Suisse. Il y allait chercher de l'eau, il y rencontra surtout du feu. Son médecin lui fit un grand nombre de cautérisations, avec prudence, d'ailleurs, et le résultat fut que M. M... revint de Suisse dans le même état qu'il y était allé.

Les premiers froids d'octobre ramenèrent tous les symptômes et M. M...

redouta de passer un hiver semblable au précédent ; le rhume, la fièvre, les picotements, la congestion céphalique, tout cela revint comme par le passé.

M. M... se soumit enfin à une cure de massage vibratoire du nez, du pharynx, du larynx, de la base de la langue ; il la suit depuis six semaines, et si son nez se ferme encore quelquefois, si sa laryngite chronique n'a pas complètement disparu (et l'on sait que ces vieilles affections sont des plus rebelles), tous les symptômes aigus ou subaigus qu'il ressentait ont complètement disparu. Il sort le soir, va au théâtre, au café, et se trouve tout à fait bien. La gorge est infiniment moins congestionnée, il n'y ressent plus le moindre picotement et dit lui-même qu'il se considère comme guéri. M. le professeur Chiari nous dira-t-il que c'est de la suggestion, ou bien que, malgré la rechute d'octobre et la guérison suivant directement le massage, ce sont les eaux minérales ou le galvano-cautère qui ont amené cette guérison ? Nous ne saurions accepter cette interprétation.

J'ai suivi complètement ce cas ; c'est moi qui, avec plusieurs collaborateurs, ai appliqué le galvano-cautère. Nous l'avons heureusement appliqué avec modération, et malgré le galvano-cautère M. M... guérira. Il n'en est malheureusement pas toujours ainsi ; cet instrument ne constitue pas une médication banale, inoffensive et inefficace, que l'on applique *ut aliquid fieri videatur ;* comme Demme, Freudenthal, Braun, Laker, et tant d'autres, j'ai constaté souvent des lésions irréparables ; les malades ne pouvaient plus être guéris par le massage, et dans ces cas on pouvait dire que la maladie avait été moins dangereuse que le médecin.

En terminant ce livre, qu'il me soit permis d'en consacrer la dernière ligne à Braun ; qu'il me soit permis de lui dire, et l'avenir justifiera cette parole, qu'il a bien mérité de la science et de l'humanité. Il serait injuste de ne pas associer au nom de Braun celui de Laker.

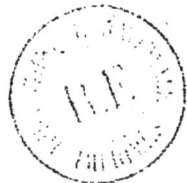

TABLE DES MATIÈRES

	Pages.
Préface du Dr Braun	5
Avant-propos de l'auteur.	11
Chapitre 1er. — Le massage vibratoire et électrique des muqueuses; sa technique.	19
Chapitre II. — Le massage vibratoire et électrique des muqueuses dans le traitement des maladies du nez et des yeux . .	53
Chapitre III. — Le massage vibratoire et électrique des muqueuses dans le traitement des maladies du pharynx . .	81
Chapitre IV. — Le massage vibratoire et électrique des muqueuses dans le traitement des maladies de l'oreille . . .	89
Chapitre V. — Le massage vibratoire et électrique des muqueuses dans le traitement des maladies du larynx. . .	99
Chapitre VI. — Etude bibliographique du massage vibratoire et électrique des muqueuses	113
Conclusions	145
Errata	151
Addenda	153

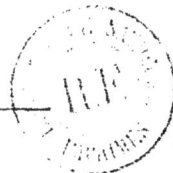

TOURS, IMPRIMERIE PAUL BOUSREZ.

www.ingramcontent.com/pod-product-compliance
Lightning Source LLC
Chambersburg PA
CBHW050126210326
41519CB00015BA/4124